乙肝青年婚育宝典

——让我们的宝宝远离乙肝

（第二版）

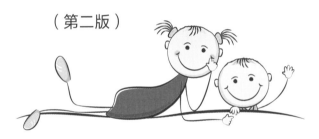

编著　蔡晧东　刘　敏　易　为

中国医药科技出版社

内 容 提 要

本书是国内第一本关于乙肝青年婚育方面的科普书，由北京地坛医院肝病专家蔡晧东和妇产科专家刘敏、易为根据他们多年的临床工作经验编著而成。全书共五篇，包括乙肝的一般知识、乙肝青年的婚姻问题、乙肝女性的生育问题、乙肝男性的生育问题、宝宝的乙肝阻断和免疫问题。本书从专业及科学普及的角度，对乙肝青年婚姻和生育方面的疑惑进行了详细的解答，科学、细致、针对性强，是乙肝患者及其家人急需的科普读物。

图书在版编目（CIP）数据

乙肝青年婚育宝典：让我们的宝宝远离乙肝（第二版）/ 蔡晧东，刘敏，易为编著 . —2 版 . —北京：中国医药科技出版社，2016.10

ISBN 978-7-5067-8718-5

Ⅰ . ①乙⋯　Ⅱ . ①蔡⋯ ②刘⋯ ③易⋯　Ⅲ . ①乙型肝炎—防治—基本知识　Ⅳ . ① R512.6

中国版本图书馆 CIP 数据核字（2016）第 231814 号

美术编辑　陈君杞

版式设计　锋尚设计

出版　中国医药科技出版社

地址　北京市海淀区文慧园北路甲 22 号

邮编　100082

电话　发行：010-62227427　邮购：010-62236938

网址　www.cmstp.com

规格　710×1000mm　$^1/_{16}$

印张　$13^1/_2$

字数　140 千字

初版　2013 年 8 月第 1 版

版次　2016 年 10 月第 2 版

印次　2016 年 10 月第 1 次印刷

印刷　北京盛通印刷股份有限公司

经销　全国各地新华书店

书号　ISBN 978-7-5067-8718-5

定价　39.00 元

我想写一本有关乙肝青年生育方面的书

　　我一直想写一本有关乙型病毒性肝炎（简称：乙肝）青年生育方面的书，因为在我国，乙肝是一种很常见的传染病。大家可以看看下面这幅图：图上的红线是 1992 年我国乙肝流行病学调查时的数据，当时我国人口有 11 亿，乙肝病毒慢性感染者的流行率是 9.75%，几乎每10 个人中就有 1 个人是慢性乙肝病毒感染者。从那条红线可以看出，当时 5~15 岁的儿童中乙肝病毒的感染率甚至超过了 10%，10 岁以上儿童的感染率高达 11.27%。

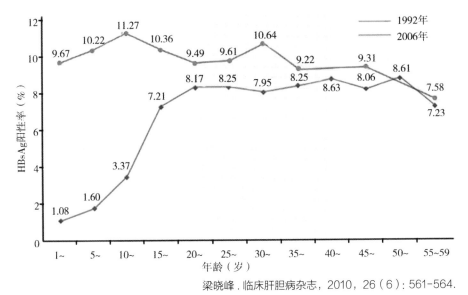

梁晓峰.临床肝胆病杂志，2010，26（6）：561-564.

1992 年和 2006 年全国乙肝血清流行病学调查图（HBsAg 阳性率的年龄分布）

如今 20 年过去了，当年的孩子长成了大人，他们都到了结婚生育的年龄，他们要生儿育女了。所以，当 2006 年我国再次进行乙肝流行病学调查时发现，虽然我国乙肝病毒慢性感染的总体流行率下降到了 7.18%（下面的绿线），但感染率明显降低的主要是 10 岁以下的儿童（这是普种乙肝疫苗的成果），而 20~40 岁（黄色区域）这部分在生育年龄的人群乙肝病毒感染率还在 8% 以上。

乙肝属于经血传播性疾病，主要通过输血（或血液制品）、不安全注射、未经严格消毒的医疗器械、母婴传播、性接触传播。

在 20 世纪 70 年代以前，由于没有乙肝的检测方法，输血或血液制品是乙肝最主要的传播途径。发现乙肝病毒后，由于对献血员实施严格的乙肝筛查，经输血或血液制品引起的乙肝病毒感染已很少发生。不安全注射感染主要发生在吸毒人群中，而性传播和母婴传播正是目前这些育龄人群面临的重要问题。现在，在 20~40 岁的育龄人群中，乙肝的感染率仍很高。这些感染了乙肝病毒的育龄青年常常面临着婚姻和生育的困扰，他们担心乙肝通过性生活传播，更担心自己把乙肝病毒传染给下一代。为此，我在 2013 年写了《乙肝青年婚育宝典——让我们的宝宝远离乙肝》一书。

这本书出版后深受乙肝育龄青年的欢迎。现在，3 年过去了，乙肝病毒感染的预防、治疗和母婴阻断都有了许多新的进展。2014 年，替诺福韦酯在我国获批用于治疗慢性乙型肝炎，并推荐为妊娠期安全程度 B 级的药物；2015 年 10 月，我国再次更新了《慢性乙型肝炎防治指南》，并在指南中首次推荐高病毒载量的乙肝病毒感染孕妇在孕晚期服用抗病毒药物加强母婴阻断。这些进展对乙肝病毒感染的育龄青年非常重要，恰逢第一版书正好销售一空。于是，我对第一版进行了重新的修改，增加了 2015 年版《慢性乙型肝炎防治指南》的相关内容和近年来的一些研究、应用及新进展。希望广大读者从中获益，也希望乙肝病毒感染的育龄青年能够从中了解到乙肝预防、治疗和生育方面的最新知识，使自己得到正确的治疗，使后代远离乙肝病毒的困扰。

蔡晧东

2016 年 8 月

目录

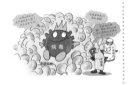

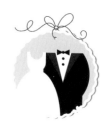

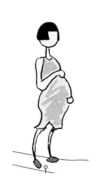

第一篇

乙肝的一般知识

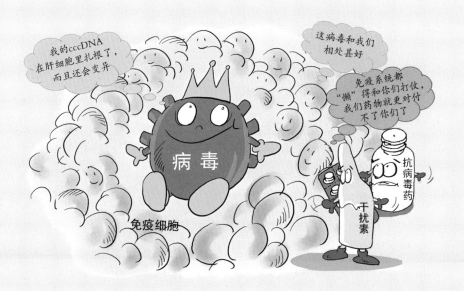

1 什么是乙肝病毒？

　　有一些病毒在感染人体后专门爱往肝脏里"钻"，在肝细胞里面复制、定居，这种病毒就叫"嗜肝病毒"。由"嗜肝病毒"引起的肝脏损害就是病毒性肝炎。目前发现的"嗜肝病毒"有甲、乙、丙、丁、戊五型。另外还有一些病毒不在肝细胞内复制、定居，但有时也可引起肝损害，被称为"非嗜肝病毒"，如巨细胞病毒、EB 病毒、单纯疱疹病毒、柯萨奇病毒、麻疹病毒等。

　　乙肝病毒在嗜肝病毒中排行老二，其英文缩写是"HBV"，"H"是 hepatitis（肝炎）的英文字首，"B"代表乙型，"V"是 virus（病毒）的英文字首。这种病毒是 1965 年在澳大利亚被发现的，但它实际上在人间流行已久。早在 19 世纪 80 年代，德国就报道了因接种人血清制作的天花疫苗导致肝炎流行的事件。1910~1940 年还有几起因接种了含有人血清的疫苗或用人血清治疗疾病导致肝炎流行的报道。首先认识到肝炎可能通过血液传播的人是英国医生麦凯阿伦。1942 年，麦凯阿伦为了预防军营里黄热病的流行，研究了一种黄热病疫苗。这种疫苗是用人血清制造的。他用这种疫苗给士兵们接种，观察疫苗的免疫效果。可他万万没有想到，其中一些士兵在几个月后出现了肝炎的症状。麦凯阿伦开始注意这种肝炎的流行情况。他发现，一些糖尿病和老年病患者在使用了未消毒的注射器后，也会发生肝炎。他推测，这些未消毒的注射器针头上可能带有少量人的血液。因此，麦凯阿伦认为，这种肝炎是通过血液传播的。1947 年，麦凯阿伦提出把因粪便污染了食物和水后经消化道传播引起的肝炎称为"甲型肝炎"，因污染血液经输血传播引起的肝炎称为"乙型肝炎"。

以后，科学家们在各自实验室中试图寻找到引起乙肝的病原体。他们发现，引起乙肝的病原体可以通过非常小的微孔。这种微孔不能过滤细菌，却能让病毒通过。因此科学家们怀疑乙肝的祸首可能是一种病毒。

1965 年，从事内科学和生物化学研究的专家布鲁伯格和血液病学专家阿尔特在进行血清特殊遗传蛋白质的研究中，偶然发现澳大利亚土著人血清中有一种能够和白血病患者血清中某物质产生抗原 – 抗体反应的神秘蛋白质抗原，并发现这种蛋白质抗原与输血后肝炎有关。因为这种抗原首先发现于澳大利亚土著人血清中，当时被命名为"澳大利亚抗原"（简称：澳抗），体内能检测出这种抗原的人被称为"澳抗阳性"。这是人类从血液中找到的第一个乙肝病毒抗原成分，也就是乙肝病毒的表面抗原（HBsAg）。

乙肝病毒表面抗原的发现震惊了临床医生，人们加速了对这种病毒的研究。1970 年人们观察到了完整的乙肝病毒颗粒；1971 年病毒被分离，并发现了病毒由外膜和核心两部分组成；1972 年，认识到乙肝 e 抗原（HBeAg）是病毒核心的一部分，与病毒的感染性有关，同时确定了这种病毒属于脱氧核糖核酸

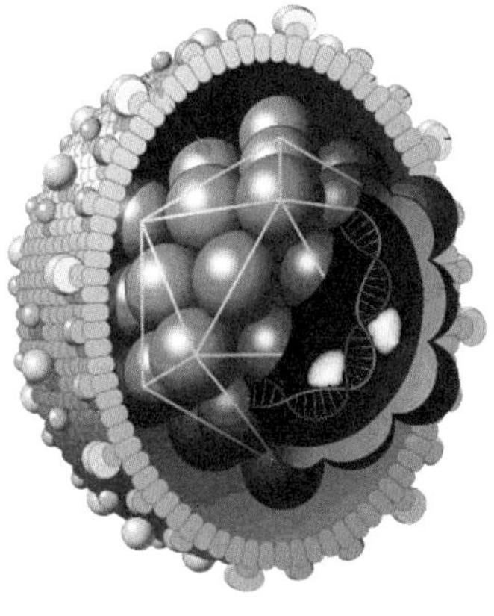

图 1-1　乙肝病毒的模式图

（DNA）病毒（图 1-1）。但人们在进行动物实验时又碰到了困难，因为

乙肝病毒只能感染猴子、猩猩等灵长类动物，用这些动物做实验花费太昂贵了。几年后，人们在解剖一群捕获来的土拨鼠时，发现土拨鼠的肝脏也会发生慢性肝炎和肝癌。于是对土拨鼠的血清做了进一步研究，发现了土拨鼠肝炎病毒，其形态与乙肝病毒几乎无法区别。以后，地松鼠肝炎病毒、鸭乙肝病毒也相继被发现。人们把这类专门爱感染人或动物肝脏、形态和特性相似的脱氧核糖核酸病毒统一归类为"嗜肝脱氧核糖核酸（DNA）病毒科"，乙肝病毒成了该病毒科的"老大"。

这就是乙肝病毒。就是这样一个小小的病毒，感染了全世界近 20 亿人口，并使得 3.5 亿人成为慢性乙肝病毒感染者。

2 什么是乙肝"大三阳"和"小三阳"？

乙肝病毒颗粒由外膜和内核两部分组成，完整的乙肝病毒颗粒是直径 42nm（纳米）的球形，病毒外膜厚 7nm，由蛋白质和膜脂质组成，称作乙肝病毒表面抗原（HBsAg）。病毒的中心部分直径约 28nm，其中包括核心抗原（HBcAg）和 e 抗原（HBeAg），内核中心含有病毒基因（DNA）和 DNA 聚合酶。

乙肝病毒的三种抗原成分（HBsAg、HBeAg 和 HBcAg）可以刺激人体产生相应的三种抗体，即：抗 -HBs、抗 -HBe 和抗 -HBc（图 1-2）。这些抗原和抗体可作为乙肝病毒感染的诊断标志物。但由于用一般的检测方法在血清中很难检测到乙肝病毒核心抗原（HBcAg），只能检测出

HBsAg 和抗 –HBs、HBeAg 和抗 –HBe、抗 –HBc 五项指标，因此这五项乙肝病毒感染标志物的检测被人们称为"乙肝五项"或"乙肝两对半"。

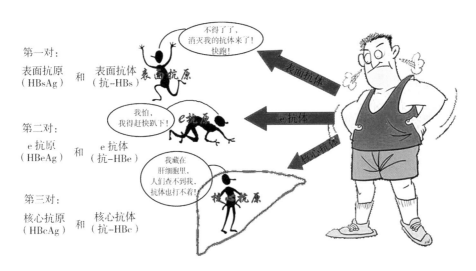

第一对：
表面抗原　和　表面抗体
（HBsAg）　　（抗 –HBs）

第二对：
e 抗原　和　e 抗体
（HBeAg）　　（抗 –HBe）

第三对：
核心抗原　和　核心抗体
（HBcAg）　　（抗 –HBc）

图 1-2　乙肝病毒的抗原和抗体

在这五项指标中：

① 如果 HBsAg、HBeAg 和抗 –HBc 三项指标为阳性，就是人们常说的乙肝"大三阳"感染者；

② 如果 HBsAg、抗 –HBe 和抗 –HBc 三项指标为阳性，就是人们常说的乙肝"小三阳"感染者。

大多数医院和北京地坛医院把这五项乙肝病毒感染标志物按照 HBsAg、抗 –HBs、HBeAg、抗 –HBe、抗 –HBc 的顺序排列。因此，乙肝"大三阳"者第一、三、五（即：HBsAg、HBeAg 和抗 –HBc）三项指标为阳性，而乙肝"小三阳"则是第一、四、五（即：HBsAg、抗 –HBe 和抗 –HBc）三项指标为阳性。

　　乙肝病毒表面抗原（HBsAg）是乙肝病毒感染的标志。也就是说，血清中检测出 HBsAg 即可确定感染了乙肝病毒。乙肝病毒表面抗原可刺激机体产生表面抗体（抗 –HBs）。表面抗体属于"中和抗体"，能"中和"并清除乙肝病毒，是机体免疫系统战胜乙肝病毒的主要"武器"。用乙肝病毒表面抗原结构中的某一片段为抗原可制作出乙肝疫苗，预防人类感染乙肝病毒（主动免疫）；从已获得乙肝免疫力的人血清中提取出乙肝表面抗体，可以制造出人乙肝免疫球蛋白，注射到人体内也可起到暂时预防乙肝病毒感染的作用（被动免疫）。

　　乙肝病毒核心抗原（HBcAg）和 e 抗原（HBeAg）有促进病毒成熟的作用，常表示体内有完整的病毒颗粒（Dane 颗粒）存在，具有传染性。同时，e 抗原又是乙肝病毒复制过程中产生的"副产品"。因此，血清中有 e 抗原存在也是病毒复制的标志。

　　乙肝病毒的繁殖就是我们常说的病毒"复制"，这一过程是在肝细胞内进行的。乙肝病毒感染了肝细胞后，在肝细胞内利用肝细胞的能量，将病毒的各个部件分别复制，然后再进行装配。它的复制过程有一个特点，就是产生过多的病毒外壳（HBsAg）。因此，我们说它是一种爱做"衣服"的病毒。在乙肝病毒感染者的血清中，病毒颗粒可高达 10^{13} 拷贝 / 毫升，其中完整的（成熟的）乙肝病毒颗粒仅占万分之一，只有少数病毒是含有 e 抗原的完整病毒。有时，乙肝病毒受免疫系统抑制或发生了一些变异，则不能复制出 e 抗原了。因此，有些患者的血清中仅可检测出乙肝病毒表面抗原，而 e 抗原为阴性，形成了所谓的乙肝"大三阳"和"小三阳"。

　　近些年来的研究证明，HBsAg 的水平常常与在肝细胞中"扎根"的病毒"种子"基因——cccDNA 的数量相关。HBsAg 水平越高，肝细胞里病毒的"种子"基因越多。经干扰素等抗病毒药物治疗后，如果 HBsAg 在血清中水平逐渐降低，就有可能清除乙肝病毒。

3 乙肝五项的定性检测与定量检测有什么不同？

检测乙肝的抗原和抗体有许多方法，如：放射免疫法、酶联免疫法、微粒子化学发光法、时间分辨免疫荧光法、微粒子酶免检测法、电化学发光法等。不同的医院用不同的试剂检测，所以检测结果的数值各不相同。表 1-1 和表 1-2 是一位患者在不同医院用两种方法检测乙肝五项的报告单。他的检测结果都是"大三阳"，但报告单上显示的数值相差很远。这是为什么呢？

在这些检测方法中，有些是定性的，只能报告阴性或阳性，方法不够灵敏；有些是半定量的，报告的数值是样本量（S）和临界值（CO）的比值（S/CO），可以大致判定抗原、抗体在血清中的水平；最先进的是定量检测方法，目前仅用于对乙肝表面抗原和表面抗体的检测。这种检测方法不仅可以灵敏地检测出血中很微量的病毒抗原和抗体，而且可以准确地检测出乙肝表面抗原、抗体在血清中的量（IU/ml 或 mIU/ml）。这种定量检测在临床上有重要意义。例如：儿童在注射乙肝疫苗后，如果血清中的抗体量＜100mIU/ml，则表示抗体产生不足，应该继续加强注射乙肝疫苗。又如：在用干扰素治疗前，患者的乙肝表面抗原为 3843IU/ml，干扰素治疗 6 个月后，乙肝表面抗原下降到

149.5IU/ml，说明干扰素治疗效果很好，患者很有可能经过干扰素治疗彻底清除乙肝病毒。

表1-1　乙肝五项某试剂定性方法检测的化验单举例

项　目	结　果	S/CO	参考值
①乙肝表面抗原（HBsAg）	阳性（+）	27.314	阴性＜1.0
②乙肝表面抗体（HBsAb）	阴性	0.286	阴性＜1.0
③乙肝e抗原（HBeAg）	阳性（+）	14.361	阴性＜1.0
④乙肝e抗体（HBeAb）	阴性	0.095	阴性＞1.0
⑤乙肝核心抗体（HBcAb）	阳性（+）	0.010	阴性＞1.0

表1-2　乙肝五项微粒子化学发光法（美国雅培公司）检测的化验单举例

项目名称	结果	单位	参考范围
HBsAg　乙肝表面抗原（微粒化学发光）	3843.00（阳性）	IU/ml	＜0.05
HBsAb　乙肝表面抗体（微粒化学发光）	0.71（阴性）	mIU/ml	＜10.00
HBeAg　乙肝e抗原（微粒化学发光）	454.79（阳性）	S/CO	＜1.00
HBeAb　乙肝e抗体（微粒化学发光）	52.70（阴性）	S/CO	＞1.00
HBcAb　乙肝核心抗体（微粒化学发光）	10.31（阴性）	S/CO	＜1.00

　　在这些检测方法中微粒子化学发光法、时间分辨免疫荧光法和电化学发光法可以进行这种定量检测。微粒子化学发光法的代表试剂是美国雅培公司生产的，时间分辨免疫荧光法的代表试剂是上海新波公司生产的，电化学发光法的代表试剂是罗氏公司生产的。目前大多数医院进行乙肝表面抗原定量检测和e抗原半定量检测都使用这三家公司生产的试剂。在我国应用比较广泛的乙肝表面抗原定量检测是雅培公司的试剂（微粒子化学发光法），它的检测范围是0.05~250IU/ml。

当乙肝表面抗原＞250IU/ml 时，则需要对标本进行稀释，再根据稀释系数计算乙肝表面抗原的定量值。

不同检测方法所得的数值之间无法换算。因此，患者最好固定在一家医院或用同一种检测方法进行检测。

4 血清乙肝病毒三项抗体阳性是不是被乙肝病毒感染？

有一次，一位乙肝女孩来信说：她丈夫到医院做了乙肝五项的检查，结果显示第二、四、五项阳性（即乙肝表面抗体、e 抗体和核心抗体三个抗体阳性）。她慌了神，马上到网上查阅资料，查到这三个抗体阳性的意义是"感染恢复期"，于是认定是自己把丈夫感染了，而且她丈夫可能有"危险"，慌慌张张地来信问笔者。

的确，感染乙肝病毒后几乎 100% 的人都会产生乙肝病毒核心抗体（抗 –HBc），大约有有 80%~90% 和 70%~80% 的人会出现乙型肝炎表面抗体（抗 –HBs）和 e 抗体（抗 –HBe）。如果这三项抗体阳性，一般说明曾经被乙肝病毒感染。但是，这是不是"感染恢复期"呢？以后还会不会再得乙型肝炎呢？

我们首先要明确的是乙肝病毒感染人体后有几种表现，才能够正确理解这三项抗体阳性的意义。

第一种情况是隐性感染：成年人感染乙肝病毒 90% 以上是隐性感染。隐性感染是指感染了乙肝病毒后，由于免疫系统很强大，没有出现临床症状，而产生了对这种疾病的抵抗力，把乙肝病毒清除。这种隐性感染的人没有表现出乙型肝炎的症状，没有转氨酶升高，体内也没有病毒长期存留，而产生了对乙肝病毒的抗体，表现为三个或两个抗体阳性。这种抗体可以在体内长期存在，但它的存在对机体没有一点危害，而能使免疫系统保持着对乙肝病毒的记忆，一旦乙肝病毒再次侵入，抗体马上增加，快速消灭入侵的乙肝病毒。如果说这是"感染恢复期"，只说对了一半，"感染"两字是对的，但病毒被清除，没有造成机体的损害"恢复"又从何谈起呢？

曾经注射过乙肝疫苗的人也可以出现三个抗体阳性。乙肝疫苗是由乙肝病毒表面抗原的基因片段制造的，因此在接种乙肝疫苗后仅能诱导机体免疫系统产生乙肝表面抗体（第二项阳性）。在这种情况下如果感染了乙肝病毒，机体的免疫系统则毫无悬念地能够战胜入侵之敌，形成隐性感染后的三种抗体阳性。

第二种情况是显性感染：有5%左右的成年人感染乙肝病毒后，可能是感染的病毒量较多，也可能是人体的免疫反应太强烈，在免疫系统清除肝脏里的乙肝病毒时，造成一定程度的肝损害，导致急性乙型肝炎。这种情况下，被感染者可表现出明显的肝炎症状和肝功能异常。然后，机体免疫系统清除病毒，患者的症状逐渐消失，肝功能逐渐恢复正常，并产生三种或两种抗体。只有这种情况下的三种抗体阳性才算是真正意义上的"感染恢复期"。

第三种情况是隐匿性感染：在新生儿或幼儿期，由于免疫系统还没有发育完善，此时感染了乙肝病毒，免疫系统常常不能清除乙肝病毒，也不引起明显的临床症状和肝功能异常，而是悄悄地潜伏在体内，使人成为乙肝病毒携带者，也就是乙肝病毒感染的免疫耐受期。这种情况下虽然有

"感染",但没有病毒清除,不会表现出三个抗体阳性,而表现出乙肝表面抗原阳性、e抗原阳性和核抗体阳性(即乙肝五项中的第一、三、五项阳性)。这些自幼感染乙肝病毒的宝宝,随着年龄的长大,免疫系统有可能开始对乙肝病毒发动进攻,进入乙肝病毒感染的免疫清除期,导致慢性肝炎。

笔者前面提到的那位乙肝女性的丈夫实际上就属于"隐性感染"。那么,这种"隐性感染"是谁造成的呢?有可能是这位乙肝女性在和她丈夫的亲密接触和性生活时造成的,也有可能是他以前就有过感染,或打过疫苗后的感染,留下的三项抗体。乙肝病毒无处不在,我国的大多数成人都曾被乙肝病毒感染过。已有许多流行病学资料证明,我国的乙肝感染率高达60%~70%,海南省甚至高达84.77%,居全国之首。因此,无须搞清楚她丈夫是如何感染,也无须为自己有乙肝而自责,只要知道丈夫已经有了抗体,以后不会被她感染再得乙肝就足够了。愿世上的乙肝患者都能有这样美好的婚姻,并得到终生的幸福!

5 乙肝病毒是怎样复制的?

乙肝病毒和其他病毒一样,不是一个完整的细胞,自己不能独立"繁殖"后代,只能通过感染到别的生物或动物细胞中,侵入别人的"地盘",利用别人的物质,按照自己母体的形态进行"复制",达到"传宗接代"的目的。

现在，让我们看一看乙肝病毒进入肝细胞后是如何进行复制的吧！

乙肝病毒感染人体后，发现人的肝细胞膜上有一种能和自己外膜结合的"受体"，就赶快"凑"了上去，"粘"在肝细胞膜表面。为了能更顺利地侵入肝细胞，它一层一层地脱去自己的"外衣"，最后光着"身子""遛"进了肝细胞里。

乙肝病毒属于嗜肝脱氧核糖核酸（DNA）病毒家族中的一个成员。因此，它的基因被医生用英文缩写成：HBV DNA。这种 HBV DNA 是由两条螺旋状 DNA 链围成的环形结构，一条叫"正链"，一条叫"负链"。较长的负链已经形成了完整的环状；较短的正链没有封闭，呈半环状。在感染肝细胞之后，这条半环状的 DNA 链要以负链为"模板"复制、延长，形成完整的环状。这样，乙肝病毒基因就形成了一个完全环状的双股 DNA。我们把这种 DNA 称作共价闭合环状 DNA，即 cccDNA。

我们似乎可以把 cccDNA 看作是病毒复制的"原始模板"。病毒复制时，就是以这种 cccDNA 链为"模板"，一段基因又一段基因地复制，形成负链、正链。最后再装配到一起形成新的乙肝病毒 DNA 颗粒。病毒就是这样源源不断地复制出来的（图 1-3）。新的病毒基因再从肝细胞中释放出来，感染更多的肝细胞。乙肝病毒的这种 cccDNA 模板寿命很长，几乎和肝细胞的寿命一样长，堪称与肝细胞"共存亡"。因此，它一旦在肝细胞核内形成，就具有了高度稳定的特性，可以长期存在于肝细胞内，不但起着刚才所说的"模板"作用，而且还像深深扎根在泥土里"野草根"，很难完全清除。目前只能期望一些抗病毒药物长期抑制它们的复制，一点一点把它们消耗干净（耗竭）。有科学家根据病毒复制的数学模式做过计算，如果要将肝细胞里的乙肝病毒cccDNA完全耗竭，至少需要长期抑制病毒14年之久。

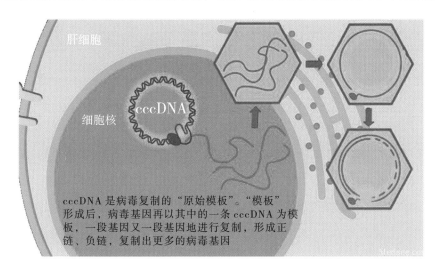

cccDNA是病毒复制的"原始模板"。"模板"形成后，病毒基因再以其中的一条cccDNA为模板，一段基因又一段基因地进行复制，形成正链、负链，复制出更多的病毒基因

图1-3　乙肝病毒的复制和cccDNA

乙肝病毒复制过程还需要一些酶进行"催化"，这些酶一部分取自于被病毒侵入的肝细胞。病毒这种利用别人的东西催化自己后代的能力，简直称得上是"借鸡下蛋"。但有一种酶是病毒本身带来的，这就是乙肝病毒DNA聚合酶（HBV DNA-p）。这种酶存在于乙肝病毒的内核，与乙肝病毒核心抗原（HBcAg）、e抗原（HBeAg）和病毒基因（DNA）共同构成乙肝病毒的核心。它的作用就是"催化"乙肝病毒基因按照一定的"模板"复制出螺旋状病毒DNA链。没有这种聚合酶的作用，乙肝病毒复制就会停止。拉米夫定等抗病毒药物有抑制乙肝病毒DNA聚合酶的作用，因此可抑制乙肝病毒复制。

6 如何检测乙肝病毒复制水平?

乙肝病毒属于嗜肝脱氧核糖核酸（DNA）病毒家族中的一个成员。乙肝病毒基因 DNA 存在于乙肝病毒的核心部位，并随着病毒基因的复制，不断释放入血。

血清中乙肝病毒 DNA 水平是乙肝病毒复制的可靠定量指标。传统的检测方法被医生称为"多聚酶链"（polymerase chain reaction，英文缩写：PCR）技术。但这种方法容易受污染的影响，敏感性和准确性较差。近年来，科学家们发明了一种被称为实时定量 PCR 技术，提高了 HBV DNA 检测的敏感性和准确性。

以往，HBV DNA 的数量单位用"10^n 拷贝 / 毫升"来表示。一般来说，HBV DNA $\geqslant 10^5$ 拷贝 / 毫升说明乙肝病毒复制较活跃，体内的病毒量较多。但使用不同厂家的试剂盒检测 HBV DNA，结果差异很大。近年来，为了统一标准，世界卫生组织统一制定了标准物质，赋予其"国际单位（IU）"值，发放给各个 PCR 试剂厂商，让他们把各自检测结果和标准物质比较，从而使检测结果尽量统一，并推荐 HBV DNA 的单位使用"国际单位 / 毫升"（IU/ml）。不同厂家的试剂盒与世界卫生组织制定标准物质的换算系数不同，大多数为 1 个国际单位 $\approx$ 5~6 拷贝。

许多乙肝病毒感染者一看到 HBV DNA 复制的拷贝数都会感到吃惊：每毫升病毒的复制量经常是 10^5 拷贝以上，甚至还有达到 10^9 或者更高的。这一结果让人看来非常害怕。想想看：10^5 就是 10 万，如果是 10^9 就是 10 亿啦！每毫升血液中"住"着 10 亿"乙肝敌人"，那还了得！如果病毒就这样复制下去，还不得把肝细胞撑破啦！其实，我们不能简单地把 HBV DNA 检测结果 10^5 或 10^9 理解成"每毫升血液中有 10 万个或 10 亿个乙肝病毒"，"拷贝 / 毫升"的量是利用乙肝病毒 DNA 信号扩增技术由计算机算出的血液中乙肝病毒核酸含量。拷贝数是一个分子生物定量单位，并非是通常的数量单位。其次，乙肝病毒感染者体内每日有大量乙肝病毒复制，但也会不断大量清除外周血中的乙肝病毒。根据科学家对乙肝病毒在人体内动力学研究发现，乙肝病毒的半衰期为 26.4 小时，病毒每日更新率为 48%。也就是说，每日有一半的乙肝病毒会死亡或被清除体外，机体不能完全清除乙肝病毒的原因是深深藏在肝细胞内的 cccDNA，其他病毒基因或产物是不断新陈代谢的，绝不会无限制地越来越多。另外，乙肝病毒并不会直接引起肝细胞损伤，而是由于病毒诱导"免疫战争"造成的肝损伤。病毒复制的量并不代表肝细胞损伤的程度，许多 HBV DNA 阳性的乙肝病毒感染者肝功能是正常的。因此，不能把病毒复制指标当作肝损伤的标志，肝功能才是反映肝损伤程度的确切指标。但是，HBV DNA 水平较高的人更容易刺激机体免疫系统，发动"免疫战争"，引起肝炎。所以，HBV DNA 较高的病毒携带者更应该定期检查，监测"敌人"的动向，以便早期治疗。由于乙肝病毒 DNA 代表着乙肝病毒的活动性，因此医生们可根据乙型肝炎患者血液中 HBV DNA 水平，综合其他指标，来决定是否应该使用抗病毒药物或判断抗病毒药物的疗效。

7 乙肝病毒是如何感染人体的?

　　乙肝属于经血传播的疾病。主要通过输血（或血液制品）、不安全注射、未经严格消毒的医疗器械传播和母婴传播、性接触传播及儿童间生活密切接触传播等（图1-4）。

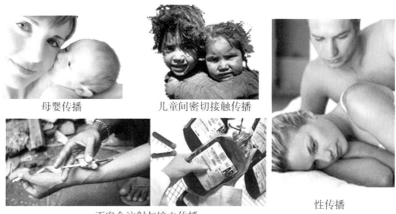

母婴传播　　　　　　儿童间密切接触传播

不安全注射与输血传播　　　　　　　　性传播

图1-4　乙肝的传播途径

　　在没有发现乙肝病毒以前，由于没有乙肝的检测方法，输血或血液制品是乙肝最主要的传播途径。发现乙肝病毒后，人们开始对献血员实施严格的 HBsAg 筛查，经输血或血液制品引起的乙肝病毒感染已很少发生。但不安全注射仍是乙肝的主要传播途径之一。使用别人用过的注射器进行注射称为不安全注射。在过去，由于医疗条件有限，注射器通常反复使用。如果这些注射器消毒不严格或未经消毒，则可能传播乙肝病毒。现在，医院都改用了一次性使用的注射器，因此这种不安全注射主要发生在静脉吸毒者中。另外，和不安全注射的原理一样，使用未经严格消毒的医疗器械、侵入性诊疗操作和手术也会使乙肝病毒有机会"钻进"人的血液中，使人感染。在日常生活中，乙肝病毒也可能通过破损的皮肤、黏膜传播，如文身、与乙肝患者共用剃须刀、牙刷等。

乙肝病毒的性接触传播实际上也是通过血液传播。因为乙肝病毒感染者的生殖道分泌物里面有乙肝病毒，在性生活的过程中，乙肝病毒可能通过生殖道或生殖器的破损伤口进入体内，导致感染。但是，实际上因性传播而患上乙肝的比率很低。在没有接种乙肝疫苗的夫妻中，一方有乙肝，导致另一方感染乙肝病毒并成为慢性感染者的概率仅为 6%，90% 以上的乙肝配偶在性接触后会自动产生对抗乙肝病毒的抗体。这是因为成年人感染乙肝病毒和婴幼儿不同。成年人的免疫系统已经发育成熟，大多数成年人感染乙肝病毒后，可以产生对乙肝病毒的免疫力，将病毒清除。只有少数（ < 10%）对乙肝病毒免疫功能较差的成人可能通过性接触感染乙肝，发展成慢性感染者。

母婴传播是我国乙肝最主要的传播途径。如果不接种乙肝疫苗预防，乙肝妈妈所生的孩子 60% 在 2 年内可感染上乙肝病毒。e 抗原阳性的妈妈所生的孩子有 95% 在 1 年内表面抗原阳性。如果没有接种乙肝疫苗，乙肝儿童间生活密切接触也可以传播乙肝。这是因为年龄越小，免疫系统的发育越不完善，越容易感染乙肝，且使乙肝感染慢性化。年长儿童和成人的免疫系统发育基本完善，大多数可以抵御乙肝病毒的感染。

8 乙肝可以预防吗?

乙肝是可以预防的（图 1–5）。管理献血员，使用一次性注射器和医疗器械，可以预防乙肝病毒经血液和不安全注射传播。普及接种乙肝疫苗是控制乙肝流行的最好方法。

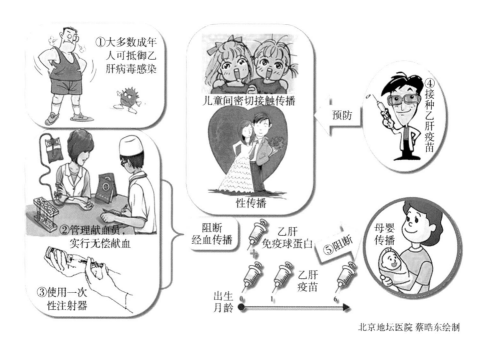

图 1-5　乙肝是一种可以预防的疾病

1981 年，美国首先生产出血源性乙肝疫苗；1982 年，血源性乙肝疫苗在全世界推广使用；1985 年，重组酵母乙肝疫苗问世。我国于 1992 年将乙肝疫苗纳入计划免疫管理，对所有新生儿接种乙肝疫苗。普及接种乙肝疫苗后，我国青年与儿童中的乙肝病毒感染率持续下降。1~4 岁、5~14 岁、15~29 岁人群的感染率从 1992 年的 9.67%、10.74% 和 9.76% 下降到 2014 年的 0.32%、0.94% 和 4.38%。因此说，接种乙肝疫苗是预防乙肝病毒感染最有效的方法。

除了新生儿外，感染乙肝病毒的高危人群，如：医务人员、经常接触血液的检测人员、易发生外伤者（如军人、运动员等）、HBsAg 阳性者的配偶和家庭成员、器官移植患者、血液透析者、经常接受输血或血液制品治疗者、静脉内注射毒品者、男性同性恋等，都应该接种乙肝疫苗。

乙肝的母婴阻断也有了很好的方法。乙肝妈妈所生的孩子在出生后可通过注射乙肝免疫球蛋白和乙肝疫苗进行母婴阻断。有关乙肝母婴阻断的问题我们还会在乙肝女性生育问题中详细讲解。总之，乙肝已经成为一种完全可以预防的疾病了。

9 和乙肝病毒感染者一起工作、生活会不会被传染？

由于乙肝在我国流行的广泛性和危害性，大家都很害怕感染乙肝。许多人不敢和乙肝病毒感染者交往，乙肝宝宝常常不能上幼儿园，一些学校拒绝招收乙肝学生，更有许多单位把乙肝病毒感染者拒之门外。因此，造成社会上对乙肝病毒感染者的歧视。这种歧视现象不仅使占我国 1/10 人口的乙肝病毒感染者心理上受到了严重的伤害，而且还危害到这些乙肝家庭，扰乱了社会经济，破坏了社会风气，甚至影响到社会的安定团结。

乙肝传播没有那么可怕。我国有近 1 亿乙肝病毒感染者，也就是说，我们在日常生活中每接触 10 个人中，就有 1 个人可能是乙肝病毒感染者。在公共汽车上，在游泳池中，在饭店里，尤其是在医院里，我们每天都不可避免地接触到他们。我们不可能生活在真空中。在公共场所，任何一件东西不可能专人使用，不可能没有被乙肝病毒感染者接触过，尤其是钱币，但谁也不会因为害怕传染乙肝而把钱丢弃，可并没有人因为这种日常生活接触而感染乙肝。这说明一般接触是不会被乙肝病毒感染的。最好的例子就是乙肝夫妻间的传播情况。夫妻间的接触算是最密切的吧！但调查显示，没有接种疫苗的乙肝配偶，使另一方成为慢性乙肝病毒感染者的概率仅为 6%。

前面说到乙肝病毒 e 抗原和 HBV DNA 水平决定了乙肝的传染性，但我们也不要过高地估计这种传染性。一般来说，乙肝"大三阳"感染者体内往往存在乙肝病毒活动性复制，传染性较强；而"小三阳"感染者体内的乙肝病毒复制较弱，传染性较小。但乙肝"大三阳"和 HBV DNA 阳性者传染性强是相对乙肝"小三阳"而言的，并不意味着"大三阳"传染性非常强，一接触就会被感染。

乙肝病毒有传染性，但我们也不能忽略了人体免疫系统的作用。大多数免疫功能正常的成年人感染乙肝病毒后，可以将乙肝病毒清除。所以，乙肝病毒感染者的配偶大多数不但没有患乙肝，而且还产生了对乙肝病毒的抗体。这足以证明，只要人体免疫功能正常，乙肝病毒在体内是不会有立足之地的。

人们往往误认为乙肝是一种消化道传染病。这种误解来自于对甲型和戊型肝炎的认识。在甲、乙、丙、丁、戊这五型病毒性肝炎中，甲型和戊型肝炎是通过消化道传播的疾病，而乙型、丙型和丁型肝炎的传播途径主要是经血液和母婴传播，不会通过消化道传播。这是因为人的胃能分泌一种胃蛋白酶，这种酶可以把乙肝病毒杀死。乙肝病毒也不会经呼吸道传播，我们传染病医生为乙肝患者看病时根本用不着戴口罩。医生们亦未发现乙肝病毒能通过蚊子等吸血昆虫传播的证据，因为乙肝病毒不像乙脑病毒和登革热病毒能在蚊子体内复制或存活。因此学习、工作或日常生活接触，如在同一办公室工作（包括共用计算机等办公用品）、握手、拥抱、住同一宿舍、在同一餐厅用餐和共用厕所等无血液暴露的接触，一般不会传染乙肝。

最重要的是，乙肝虽然是一种传染病，但已经有了安全、有效的疫苗预防。经过三次疫苗接种，乙肝抗体的阳性率可达 90%~96%。我们完全可以通过接种疫苗预防乙肝。

拒绝或歧视乙肝病毒感染者是非常错误的。乙肝歧视不仅造成乙肝病毒感染者的身心伤害，还给他们造成了上学和就业的困难，这也是社会不安定的重要因素。

2004 年我国的《传染病防治法》中规定"任何单位和个人不得歧视传染病病人、病原携带者和疑似传染病病人。"2005 年 1 月，国家人事部、原卫生部联合公布了《公务员录用体检通用标准（试行）》，明确了乙肝病毒携带者可以当公务员。2010 年 2 月 10 日国家人力资源和社会保障部、教育部、原卫生部联合发布《关于进一步规范入学和就业体检项目 维护乙肝病毒表面抗原携带者入学和就业权利的通知》，进一步明确取消入学、就业体检中的乙肝检测项目，维护乙肝病毒感染者入学、就业权利，保护乙肝病毒感染者的隐私。因此，我们不要歧视乙肝病毒感染者，应该允许他们进行正常的工作和学习。

如果家中有乙肝病毒感染者，是否需要隔离？家中是否需要天天消毒呢？乙肝的感染途径主要是通过血液和母婴传播，病毒必须要经过新鲜的伤口才能传染。家庭内生活接触很少像医院一样有针刺、刀割的新鲜伤口。另外，家庭中接触是每时每刻都存在的，不可能做到完全消毒，不可能和感染者完全隔离，这样做既没人情味也不科学。而且，90%以上的成年人免疫系统都可以抵御乙肝病毒感染，家庭成员还可以通过接种乙肝疫苗预防。因此，家庭中有乙肝病毒感染者不需要隔离，也没有必要天天消毒，家庭成员应该通过接种疫苗来预防乙肝，乙肝病毒感染者的家庭成员更应该给乙肝病毒感染者一个温暖的家。

10 婴幼儿和成年人感染乙肝有什么不同？

在婴幼儿时期，人体的免疫系统尚未发育完善，乙肝病毒常常悄悄潜入机体，而免疫系统不能识别和清除它。因此，乙肝病毒感染容易慢性化。医生们把婴幼儿期感染乙肝病毒后的自然发展史分为四个阶段：免疫耐受期、免疫清除期、非活动或低（非）复制期和再活动期（图1-6）。

第一期是免疫耐受期。此期的感染者病毒复制量很高，HBV DNA 常常大于 > 10^6 IU/ml（约相当于 10^7 拷贝 / 毫升），乙肝五项指标为 e 抗原阳性、e 抗体阴性的"大三阳"状态，而肝功能（丙氨酸氨基转移酶和天冬氨酸氨基转移酶）正常，肝组织没有明显炎症，或者肝脏炎症和纤维化程度很轻。这是由于体内的免疫系统未发育完善，不能识别和清除乙肝病毒，却把"敌"当"友"，与之长期"和平共处"，成为慢性乙肝病毒感染者。这种情况多发生于母婴传播或幼年时感染者，常可维持数年甚至数十年乃至终生。

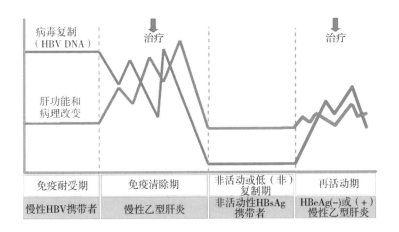

图 1-6　慢性乙肝病毒感染的自然发展史与治疗时机

第二期是免疫清除期。免疫耐受期的感染者随着年龄增长，机体免疫系统识别出了"敌人"，开始对感染乙肝病毒的肝细胞发动免疫"战争"，因而造成肝细胞破坏，此期的感染者仍为乙肝"大三阳"，病毒复制量也很高，但可能稍低于免疫耐受期，HBV DNA 常常 > 2000 IU/ml（约相当于 10^4 拷贝 / 毫升）。由于长期的免疫耐受，大多数慢性乙肝病毒感染者体内的免疫功能往往不能有效地清除乙肝病毒这一顽敌，免疫

"战争"的结果常常是"两败俱伤"，肝细胞受到严重破坏。这种"战争"在肝脏内持续发生，免疫系统却总不能打赢，只好打一打，停一停，肝脏就会被打得千疮百孔，面目全非，甚至发展为肝硬化。

尽管免疫系统完全清除乙肝病毒的可能性很低，但有时也会胜出一头，抑制住乙肝病毒在体内的疯狂复制。这时，感染者的血清中 e 抗原转为阴性，e 抗体出现，成为"小三阳"状态，HBV DNA 也在血中检测不到了。这就是乙肝病毒感染的第三期——非活动或低（非）复制期（简称：病毒抑制期）。只有达到了这一期，免疫系统才有完全胜利的希望，不仅肝硬化和肝癌的发生率大大减少，而且每年有 1%~3% 的感染者病毒完全被清除，乙肝表面抗原自然阴转，表面抗体出现。

我们可以把这种病毒抑制期想象成为乙肝病毒的"冬眠期"。因为此时的病毒并没有被清除，而是受到免疫功能抑制暂时缩了头，不敢轻举妄动了。但是它们并不甘心失败，只要遇到时机，就会"东山再起"，再度发动"战争"，进入第四期——再活动期。能够再活动的乙肝病毒一般都是很"狡猾"的。它们想出了一个"办法"：把自己"乔装打扮"一番，把免疫系统认识的 e 抗原去掉，使自己变了样子。这种改变了模样的病毒是一种在病毒的前 C 区和（或）C 区发生了基因变异的病毒。这种变异病毒可逃避免疫系统的攻击，导致肝病再次活动，在医学上被称为"免疫逃逸"。由于病毒失去 e 抗原，这种再活动期的乙肝病毒感染者血清中常常不能检测出 e 抗原，有时甚至还能检测出 e 抗体。因为病毒还具有复制能力，HBV DNA 仍为阳性，感染者常伴有持续性或间歇性血清氨基转移酶升高，病情仍会不断进展。大约 20% 的第三期感染者体内病毒会发生这种前 C 区和（或）C 区基因变异。这一时期的患者尽管病毒复制水平没有"大三阳"感染者高，氨基转移酶也常是轻度异常，但他们大多年龄较大（在40岁以上），又发生在免疫清除期肝损害的基础上，遭受到第二次"战争"的打击，肝脏已经不堪一击了，很容易发展为肝硬化或肝癌，此期的患者要及时抗病毒治疗。但也有部分患者免疫系统再次抑制住病毒，甚至可完全清除病毒。

另外也有少部分患者，体内的乙肝病毒并没有变异，而是免疫功能下降，病毒再次活动，乙肝五项检查又回复到e抗原阳性的"大三阳"状态。这种情况多见于免疫功能受损或抑制状态，如接受化疗时。

成年期与幼儿期感染乙肝病毒后的发展是不同的。随着年龄增长，机体免疫系统会逐渐发育完善。这时，乙肝病毒侵入机体的情况就不同了，免疫系统会立即发现并识别入侵的"敌人"，同时会根据"敌方"的情况自动生成一种叫作乙肝病毒表面抗体的"武器"。如果感染的乙肝病毒数量较多，免疫系统就会在与"敌人""作战"的同时引起了较多的肝细胞破坏，出现明显的急性肝炎症状，这就是我们说的急性乙肝；如果感染的乙肝病毒数量较少，人体可能在不知不觉中就清除了"敌人"，进行乙肝五项检测时，只能检测出体内的乙肝病毒抗体。已有许多流行病学资料证明，我国的乙肝感染率高达60%~70%，海南省甚至高达84.77%，居全国之首。这么高的感染率，但乙肝病毒真正能在机体潜伏下来的概率仅有5%~10%左右，90%~95%可凭借自己正常的免疫力自发清除乙肝病毒（20%的感染者发生急性乙肝后痊愈，70%的感染者感染后未发病），不留任何后患。但也会有少数成人由于免疫功能较差，感染了乙肝病毒后不能将其清除，发展为慢性乙肝病毒感染者。成年人慢性乙肝病毒的感染与婴幼儿感染不同，往往没有免疫耐受期，感染后即表现为免疫清除期，但由于免疫功能不能将乙肝病毒完全清除而使"战争"拖延，发展为慢性肝炎，最后进入病毒抑制期。

11 乙肝病毒感染者为什么要监测肝功能?

　　肝功能包括了肝脏里的一些酶、血清胆红素和白蛋白。其中最主要的两个肝功能指标是丙氨酸氨基转移酶（英文缩写是 ALT，也称为谷丙转氨酶）与门冬氨酸氨基转移酶（英文缩写是 AST，也称为谷草转氨酶）。

　　ALT 和 AST 主要分布在肝细胞内，如果肝细胞坏死，ALT 和 AST 就会升高。其中 ALT 最为敏感，它在肝组织中的活性是血清中的 100 倍，只要有 1% 肝细胞坏死，即可使血清中的 ALT 增加 1 倍。因此，大多数情况下 ALT 和 AST 升高程度与肝细胞受损程度相一致，是目前最常用的肝功能检测指标。ALT 和 AST 升高常常提示乙肝病毒感染者进入慢性乙肝病毒感染自然发展史的第二期（免疫清除期）或第四期（再活动期），是乙肝抗病毒治疗的时机或适应证（图 1-6）。我国的《慢性乙型肝炎防治指南》中建议，ALT 升高大于正常值上限 2 倍，就应该进行规范的抗病毒治疗。

　　ALT 和 AST 在肝细胞内分布是不同的。ALT 主要分布在肝细胞浆中，ALT 升高反映了肝细胞膜的损伤；AST 主要分布在肝细胞浆和肝细胞线粒体中（线粒体在肝细胞内是专门负责提供细胞动力的"机器"，见图 1-7）中，它的升高提示肝细胞损伤到了细胞器水平。因此，不同类型的肝炎患者 AST/ALT 比值不一样。急性肝炎和轻度慢性肝炎，虽然有肝细胞损伤，肝细胞线粒体仍保持完整，故释放入血的主要是存在于肝细胞浆内的 ALT 和少量 AST，所以，肝功能异常的表现主要为 ALT 升高，AST/ALT 的比值＜1。重型肝炎、中度和重度慢性肝炎，肝细胞线粒体也遭到了严重破坏，AST 从线粒体和胞浆内释出，因而表现出

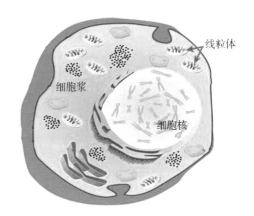

图 1-7　肝细胞与线粒体

AST/ALT ≈ 1。肝硬化和肝癌患者，肝细胞的破坏程度更加严重，线粒体也受到了严重的破坏，因此 AST 明显升高，AST/ALT ＞ 1，甚至＞ 2。酒精性肝病的患者，AST 活性也常常大于 ALT。近来发现，有些所谓"降酶"药物（如：联苯双酯、双环醇等）可以使 ALT 下降，但对 AST 无作用，甚至使 AST 升高，严重者还会出现黄疸。所以，慢性肝病患者在进行肝功能检测时，不要只注意 ALT 的改变，还要注意 AST。肝功能异常时，如果 AST/ALT 比值逐渐升高，提示肝病加重或慢性化。在服用一些"降酶"药时，也应该检测 AST，如果 ALT 下降，而 AST 升高，则考虑药物的影响，应该停用这种"降酶"药物。因此，乙肝病毒感染者监测这两种酶是非常重要的。

　　血清胆红素通常与肝细胞坏死程度有关，严重肝细胞坏死时，不仅有 ALT 和 AST 的升高，血清胆红素也可能升高。血清胆红素从血中溢出到皮肤和眼巩膜，就会使人的皮肤和眼睛变成黄色，这就是黄疸。但是，引起黄疸的原因很多。除了肝炎以外，溶血、胆道阻塞和一些遗传性疾病等都能引起血清胆红素升高，因此需要医生进行鉴别。

12 哪些乙肝需要抗病毒治疗？

目前的抗乙肝病毒药物都不能完全清除体内的乙肝病毒。因此，不是所有的乙肝感染者都需要治疗。一般来说，慢性乙肝病毒感染自然史中第二期（免疫清除期）和第四期（再活动期）的乙肝病毒感染者、肝硬化患者应该使用抗病毒药物治疗。

我国 2016 年版《慢性乙型肝炎防治指南》推荐，接受抗病毒治疗的人群需同时满足以下条件：① HBeAg 阳性患者，HBV DNA ≥ 20000IU/ml（相当于 10^5 拷贝/毫升）；HBeAg 阴性患者，HBV DNA ≥ 2000IU/ml（相当于 10^4 拷贝/毫升）。② ALT ≥ 2× 正常值上限（ULN）；如用干扰素治疗，ALT 应 ≤ 10× 正常值上限，血总胆红素水平应 < 2× 正常值上限。

对持续 HBV DNA 阳性、达不到上述治疗标准者，2016 年版《慢性乙型肝炎防治指南》推荐有以下情形之一者，疾病进展风险较大，可考虑给予抗病毒治疗：①存在明显的肝脏炎症（2 级以上）或纤维化，特别是肝纤维化 2 级以上。② ALT 持续处于 1× 正常值上限至 2× 正常值上限之间，特别是年龄 > 30 岁者，建议行肝组织活检或无创性检查，若明显肝脏炎症或纤维化 2 级以上则给予抗病毒治疗。③ ALT 持续正常（每 3 个月检查一次），年龄 > 30 岁，伴有肝硬化或肝细胞癌家族史，建议行肝组织活检或无创性检查，若明显肝脏炎症或纤维化 2 级以上则给予抗病毒治疗。④存在肝硬化的客观依据时，无论 ALT 和

HBeAg 情况，均建议积极抗病毒治疗（图 1-8）。

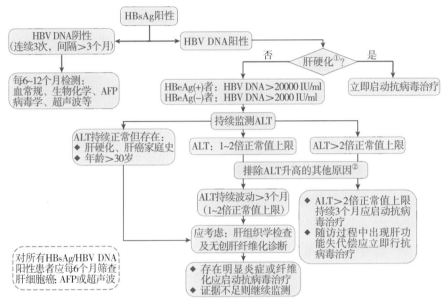

注①：组织学或临床提示存在肝硬化的证据；病因学明确的 HBV 感染证据。通过病史或相应的检查予以明确
或排除其他原因引起肝硬化的病因，如 HCV 感染、酒精和药物等。
注②：ALT 升高的其他常见原因：其他病原体感染、药物、酒精、免疫、脂肪肝等。

图 1-8　2016 年版《慢性乙型肝炎防治指南》推荐的慢性 HBV 感染者管理流程

13　治疗乙肝的药物有哪些?

　　乙肝是可以治疗的。目前，科学家已经研究出一些有抗乙肝病毒
作用的药物。但是，这些药物尚不能清除乙肝病毒，只能抑制乙肝病

毒的复制，减轻肝脏炎症，恢复肝功能，阻止疾病向肝病晚期阶段（如肝衰竭、肝硬化等）发展。经过这些药物的治疗，绝大多数慢性乙肝患者可以保持健康，和正常人一样生活和工作。

目前的抗乙肝病毒药物分为两大类：1 干扰素类，包括普通干扰素和聚乙二醇干扰素（俗称：长效干扰素）；2 核苷（酸）类药物，包括拉米夫定、阿德福韦酯、恩替卡韦、替比夫定和替诺福韦酯。

这两类药物各有优缺点（表 1-3），普通干扰素和聚乙二醇干扰素之间、五种核苷（酸）类药物之间也各有一定差异（表 1-4 和表 1-5），乙肝患者应根据自己的情况及医生的建议，在医生指导下选择抗病毒药物进行治疗。

表1-3　干扰素与核苷（酸）类药物的优缺点比较

	干扰素	核苷（酸）类药物
适应证	适应证较窄，失代偿期肝硬化、妊娠和患有某些疾病（如恶性肿瘤、血液病等）患者不宜用	适应证较宽，可用于各种慢性肝炎、肝硬化、失代偿期肝硬化，甚至妊娠和患有肿瘤的患者
给药途径	注射治疗	口服治疗
疗程	疗程有限（6~12 个月）	疗程长而不确定
病毒耐药性	不引起病毒耐药性突变	可能引起病毒耐药性突变
不良反应	不良反应较多，约 6%~14% 的患者不能耐受	不良反应少，患者耐受性好
疗效	疗效有限，有效率 30% 左右	对病毒的抑制效果明显优于干扰素
保存方法	冰箱保存	常温保存

表 1-4 普通干扰素和两种聚乙二醇干扰素间的差异

	普通干扰素	聚乙二醇干扰素 α-2a（派罗欣）	聚乙二醇干扰素 α-2b（佩乐能）
体内半衰期	短（4 小时）	长（50~130 小时）	长（40~80 小时）
注射频率	隔日 1 次	每周 1 次	每周 1 次
治疗剂量	300 万 ~500 万 U/ 次	135~180μg	1.5μg/kg
不良反应	无比较资料	骨髓抑制重，发热轻	骨骼抑制轻，发热重
价格	50~80 元 / 支	1300 元 / 支	1300 元 / 支
疗效	20%~25%	30%~37%	25%~35%

表 1-5 五种核苷（酸）类药物的优缺点比较

	核苷类			核苷酸类	
	拉米夫定	替比夫定	恩替卡韦	阿德福韦酯	替诺福韦酯
治疗 1 年后 HBV DNA 阴转率	50%~60%	约 70%	约 80%	40%~50%	约 90%
耐药率	最高（5 年 70%）	较高（2 年 24%）	低（3 年 1.7%）	较低（5 年 29%）	低（5 年为 0）
不良反应	罕见	少见，潜在神经 - 肌肉毒性	罕见	少见，潜在肾毒性和低血磷	
妊娠用药	可用	可用	不推荐	不推荐	可用

　　为了方便大家的选择，笔者画了一张图（图 1-9），大家可以根据这张图及医生的建议考虑自己抗病毒药物的选择。

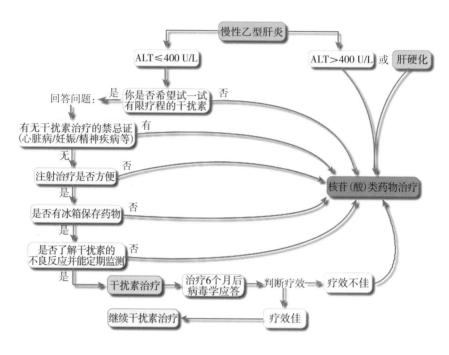

图1-9　抗乙肝病毒药物选择的参考图

14　核苷（酸）类药物治疗为什么不能中断或漏服？

核苷（酸）类药物的主要作用是抑制乙肝病毒的复制。服药后，乙肝病毒的复制很快受到抑制。但乙肝病毒并没有被清除，只要停药，病毒就会重新复制。因此，患者必须坚持每天服药，长期治疗，使血液中的药物浓度保持在可以抑制病毒的有效浓度之上，才能达到有效抑制病毒的目的（图 1-10）。因此，医生们常常要求乙肝患者在治疗过程中保持较好的"依从性"。

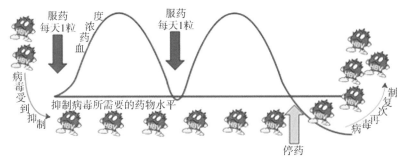

图 1-10　保持体内较高的血药浓度才能有效地抑制乙肝病毒复制

　　治疗的依从性不仅表现在坚持治疗上，而且也不能漏服药。经常漏服药可明显影响药物的疗效（图 1-11）。从图 1-11 中可以看出，有效的抗病毒治疗必须保持服药率在 95% 以上，也就是说 100 天治疗漏服的次数不能超过 5 次。如果每周漏服 1 次，服药率仅为 85.7%，其疗效就会从 81% 下降到 25%。

　　治疗的依从性不仅影响药物的疗效，而且容易导致病毒耐药。这是因为被药物抑制的病毒并不"甘心失败"，只要遇到时机就会"疯狂反扑"。变异就是它们"反扑"的一个手段。在未用核苷（酸）类药物治疗以前，大多数乙肝病毒都是对药物敏感的野生病毒株。服药后，它们很快受到抑制，不再复制新病毒基因了。极少数病毒抵抗力很强，在药物的攻击下会改变一下自己的基因结构，使自己能够耐受药物的攻击。这些病毒被我们称之为耐药病毒。如果每天按时服药，血液中始终保持着有效抑制病毒的药物浓度，耐药的发生率也较少。如果不能坚持服药，吃吃停停或减量服用，病毒抑制不彻底，就会使它们得到"反扑"的机会，发生耐药性变异（图1-12）。久而久之，耐药病毒越来越多，HBV DNA就会反弹，ALT也会再次升高。

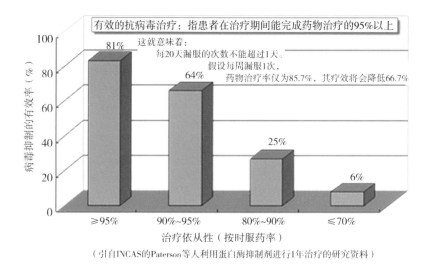

图1-11　治疗的依从性差可明显影响药物的疗效

　　因此，服用核苷（酸）类药物治疗的患者应该坚持每天按时服药，不要随便漏服，保持良好的治疗依从性，才能达到较好的治疗效果，减少耐药的发生。

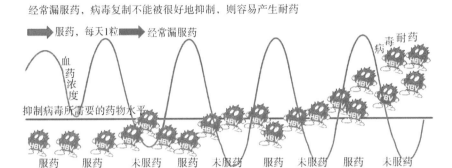

图 1-12　经常漏服药物容易导致病毒耐药

15　长期服药会不会成瘾？

　　尽管拉米夫定和其他核苷（酸）类抗病毒药都能很快抑制病毒复制，但停药后，病毒复制可再次出现，ALT 升高，个别患者发生严重的肝病。这种情况被称为停药后"反弹"或"反跳"，也有医生把停药后发生肝病加重称为"停药后肝炎"。

　　一些人误认为这种停药后"反弹"是抗病毒药物"吃上了瘾"，像吸毒一样，从此不能中断。因此不敢使用抗病毒药物治疗。其实这种认识是错误的。药物依赖或成瘾会使用药者对药物需求量逐渐增大，甚至达到中毒剂量，这不但给身体各个器官造成中毒性损害，而且还给服药者心理和精神造成重大伤害。而乙肝患者在抗病毒治疗后，病毒复制停止，肝功能恢复正常，肝脏组织学损伤逐渐修复，给患者带来的是阻断肝病进展的好处。抗病毒药物停药后发生反弹是因为药物只起到抑制病毒的作用，乙肝病毒并没有被完全清除。因此，停药后藏在肝细胞里的病毒"种子"——cccDNA又会重新活动起来，复制出新的乙肝病毒颗粒。

有许多疾病都需要长期治疗。糖尿病患者需要长期注射胰岛素或服用降糖药，高血压患者需要长期服用降压药，做过心血管手术的患者需要长期服用抗凝血药……这些药物停用后，疾病都会发生反复，甚至明显加重。但这都不属于药物成瘾，因为药物治愈或缓解了病情。乙肝抗病毒药物和这些治疗高血压等慢性疾病的药物情况还不太一样，一旦病毒完全被抑制，达到了完全应答的疗效后，还可能停药。为什么人们能够接受糖尿病、高血压的长期治疗，而不能接受慢性乙肝的长期治疗呢？

目前治疗乙肝的手段主要是长期抑制病毒复制。对待乙肝病毒复制活跃、肝损害明显的患者，需要长期使用抗病毒药物，不给病毒一点儿活动的机会，使病毒长期处于一种抑制状态，这样才能保护肝脏不受损伤，才有可能达到持久的抗病毒效果。医生在临床工作中已经观察到，抗病毒药物治疗的疗程越长，e抗原血清学转换率越高；同时还看到一些疗效较好的患者，最终达到了病毒完全抑制的效果，停药后也未发生"反弹"。

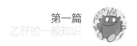

16　乙肝病毒感染为什么很难彻底治愈?

近些年来，尽管有了干扰素和核苷（酸）类药物，乙肝已经成为一种可以控制和治疗的疾病，肝硬化的发生率和乙肝的病死率都明显降低，但仍没有能够彻底清除或消灭乙肝病毒的药物使乙肝病毒感染者彻底治愈。乙肝的治疗为什么那么难呢（图1-13）?

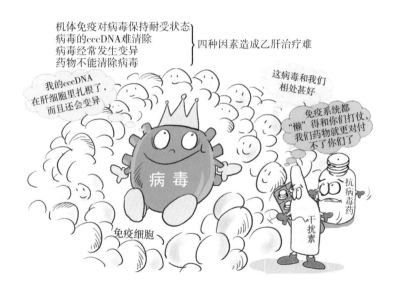

图1-13　清除乙肝病毒之四大难点

首先，正如我们前面所说，大多数慢性乙肝病毒感染者都是婴幼儿期感染的，乙肝病毒在机体免疫功能还不能认识它们时"乘虚而入"，免疫系统把病毒当成自己的"朋友"，和病毒"和平共处"，"互不干涉内政"，这在医学上称为"免疫耐受"。

第二，乙肝病毒侵入肝细胞后，很快在肝细胞内形成了一种完全闭合的环状双股 DNA——cccDNA，也就是医生所说的病毒复制"模板"。这种病毒基因一旦形成，不仅像野草一样深深地"扎根"在肝细胞里，很难完全清除，而且像乙肝病毒的"种子"，不断生根发芽，繁殖着病毒的后代，再播种新的"种子"。科学家通过数学模式对这种cccDNA 进行研究发现，至少要使用有效的手段长期抑制它们达 14 年以上，才能使这种 cccDNA 完全耗竭。而这个病毒"耗竭"的时间只是一种推测，很可能需要更长期的甚至终生的抑制。如果中断对它们的抑制，它们很可能重新复活。

第三，乙肝病毒很容易发生变异。当病毒变异后，别说一些药物可能对它们失效，就连人体的免疫系统也更加不易识别，只能任凭它们"藏"在肝细胞里作恶了。

第四，目前的药物只能抑制病毒复制，不能清除病毒；而病毒却能发生变异，导致耐药。

因此，我们对乙肝治疗的期望值不能太高，不能期望几天或几个月的抗病毒治疗就能完全治愈慢性乙肝或清除乙肝病毒，只能按照我国的《慢性乙型肝炎防治指南》中提出的治疗目标："最大限度地抑制乙肝病毒复制，减轻肝细胞炎症坏死及肝纤维化，延缓和减少肝脏失代偿、肝硬化、肝细胞癌及其并发症的发生，从而改善生活质量和延长存活时间。"在乙肝病毒受到长期有效的抑制后，才有可能在机体免疫系统的共同努力下清除乙肝病毒。这样的长期治疗，需要有和疾病斗争的勇气和坚强的毅力，才能达到最后战胜乙肝的目的。

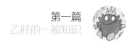

17 如果不抗病毒治疗，慢性乙肝的结局将会如何？

有些患者因为害怕干扰素的不良反应，又害怕长期服用核苷（酸）类药物，不愿意进行抗病毒治疗。那么，我们看看以往的研究中如果不进行抗病毒治疗，慢性乙肝的结局如何（图 1-14）？

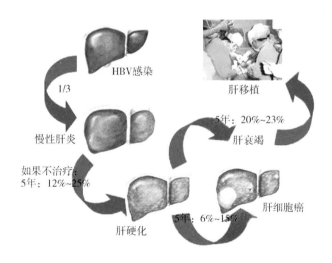

图 1-14　乙肝病毒感染者的自然结局

乙肝病毒感染者有 1/3 可能会发展为肝功能异常的慢性乙肝，也就是前面所说的"免疫清除期"。这些慢性乙肝患者如果不治疗，5 年内有 12%~25% 有可能发展为肝硬化；如果还不治疗，5 年内又有 6%~15% 会发生肝细胞癌，有 20%~23% 发展为肝衰竭，需要进行肝移植治疗。

18 为什么说抗病毒治疗是慢性乙肝治疗的关键？

我国 2010 年版《慢性乙型肝炎防治指南》指出："慢性乙型肝炎治疗主要包括抗病毒、免疫调节、抗炎和抗氧化、抗纤维化和对症治疗，其中抗病毒治疗是关键，只要有适应证，且条件允许，就应进行规范的抗病毒治疗。"为什么抗病毒治疗是慢性乙肝治疗的关键呢？为什么抗病毒治疗能够阻止慢性乙肝的疾病进展呢？要说明这个问题，我们首先要看看谁是乙肝疾病进展的元凶？

有一项研究，把患者按最初检测的 HBV DNA（基线 HBV DNA）水平分为 $\geq 10^5$、10^4 和 $< 10^4$ 拷贝 / 毫升三组，观察这些患者 13 年后肝癌的发生率（图 1–15）。结果发现 HBV DNA 水平越高的患者将来发展为肝癌的概率越高。

还有一项研究，把患者按最初检测的 HBV DNA（基线 HBV DNA）水平分为 $\geq 10^6$、$10^5 \sim\ < 10^6$、$10^4 \sim\ < 10^5$、$300 \sim\ < 10^4$ 和 < 300 拷贝 / 毫升五组，观察这些患者 13 年后各组有多少发展为肝硬化（图 1–16）。结果同样发现乙肝的结局与病毒复制有关，HBV DNA 越高，将来发展为肝硬化的概率也越高。看来，病毒复制是疾病进展的元凶。

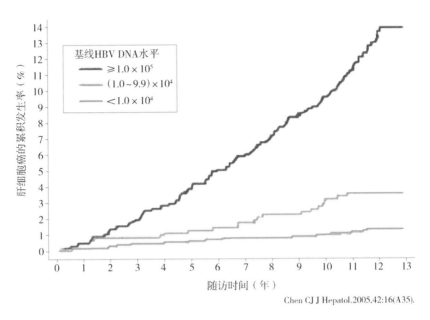

Chen CJ J Hepatol.2005,42:16(A35).

图 1-15　不同基线 HBV DNA 水平的患者随访 13 年后肝细胞癌的累积发生率

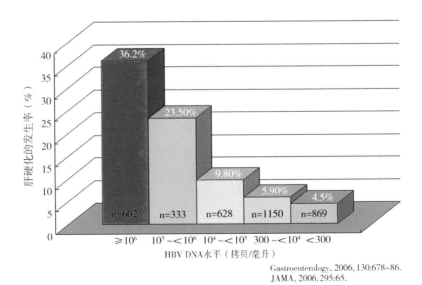

Gastroenterology, 2006, 130:678–86.
JAMA, 2006, 295:65.

图 1-16　基线 HBV DNA 水平在未治疗的情况下随访 13 年后肝硬化的发生率

后来，研究者又把这些患者按不同的 HBV DNA 水平再细分为 ALT 异常的和 ALT 正常的两组，观察他们 13 年后肝硬化的发生率（图 1-17）。结果发现，肝功能异常且 HBV DNA 高者，比肝功能正常者更容易发生肝硬化。

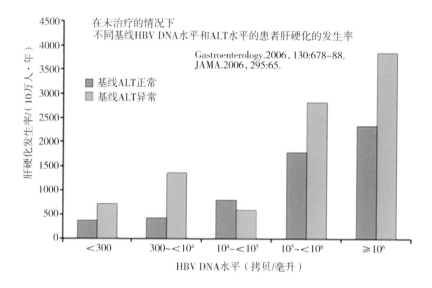

图 1-17　乙肝的结局与病毒复制和 ALT 异常的关系

以上结果充分说明，乙肝病毒复制是乙肝疾病进展的元凶。只有用抗病毒药物有效地抑制病毒复制，才有可能阻止慢性乙肝的疾病进展，而肝功能异常者更需要有效的抗病毒治疗。

19 抗病毒治疗能够阻止乙肝的疾病进展吗？

　　我国 2015 年版《慢性乙型肝炎防治指南》提出的慢性乙型肝炎治疗目标是："最大限度地长期抑制 HBV 复制，减轻肝细胞炎性坏死及肝纤维化，延缓和减少肝功能衰竭、肝硬化失代偿、肝细胞癌及其他并发症的发生，从而改善生活质量和延长存活时间。"那么，抗病毒治疗能达到我国的《慢性乙型肝炎防治指南》提出的治疗目标吗？

　　我国有一项拉米夫定治疗乙肝肝硬化的研究，其中 436 人服用拉米夫定治疗，215 人服用安慰剂治疗。3 年后，服用安慰剂治疗的患者 21% 病情发生进展，因肝衰竭、肝癌、自发性腹膜炎或消化道出血死亡；而服用拉米夫定的患者只有 9% 病情发生进展（图 1-18）。如果治疗期间没有发生拉米夫定耐药，肝病进展的发生率更低，只有 5%；即使发生拉米夫定耐药，其肝病进展的发生率（13%）也低于没有抗病毒治疗的安慰剂组患者（图 1-19）。

　　近年来，随着乙肝抗病毒药物的研究进展，类似的研究越来越多。这些研究结果均证明，持续有效的抗病毒治疗可以阻止慢性乙肝的疾病进展，防止肝纤维化、肝硬化、肝细胞癌及其并发症的发生。甚至有一些已经发展到需要进行肝移植的肝病晚期阶段患者，经过抗病毒治疗后，疾病得到明显缓解，有些患者达到可以放弃肝移植手术的良好效果。

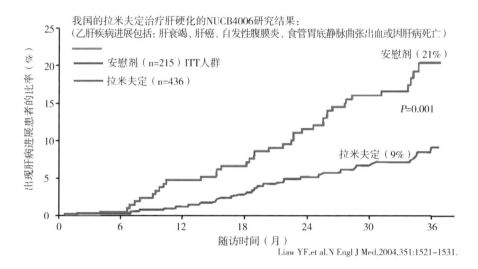

图 1-18　我国拉米夫定治疗肝硬化的研究结果（1）

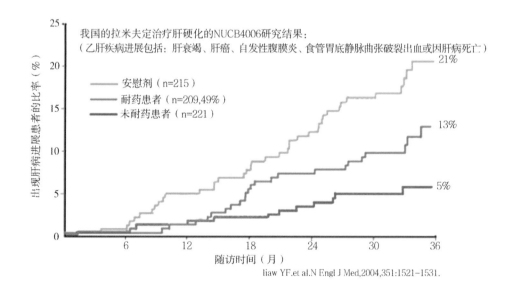

图 1-19　我国拉米夫定治疗肝硬化的研究结果（2）

第二篇

乙肝青年的婚姻问题

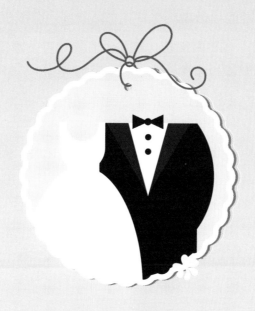

1 乙肝病毒感染者能结婚吗?

乙型肝炎病毒感染者的精液、宫颈液中都可以检测到乙肝病毒。在性生活时,阴道或龟头(阴茎头)不可避免地会出现一些损伤,尽管这些损伤非常微小,但足以让乙肝病毒趁机通过,使人感染。那么,乙肝病毒感染者能结婚吗?

乙肝病毒感染者是可以结婚的。其原因有两条:一是在正常婚姻人群中,乙肝性传播的概率很低;二是乙肝病毒的性传播可以通过疫苗预防。

乙肝病毒的性传播机会与是否注射过乙肝疫苗、性伙伴多少、机体健康状况等多种因素密切相关。**夫妻双方一方是乙肝病毒感染者,另一方在注射疫苗并产生抗体后性生活是安全的,不必采用安全套等保护措施;**在未注射过乙肝疫苗的情况下,乙肝病毒感染者的配偶也成为慢性乙肝病毒感染者的机会并不多。我国一项调查显示,夫妻双方一方是乙肝病毒感染者,另一方 HBsAg 阴性,3 年后未接种乙肝疫苗者仅有 4.54% 的人成为慢性乙肝病毒感染者(HBsAg 阳性),而接种了乙肝疫苗的人无 1 例 HBsAg 阳性。我国昆明的一项 1598 例慢性乙肝病毒感染者未接种乙肝疫苗的配偶调查显示,74.41% 曾被乙肝病毒感染,但只有 5.83% 的配偶 HBsAg 阳性,其余被感染的配偶均为感染后病毒被清除的表现(HBsAg 阴性,抗 –HBs 阳性或(和)抗 –HBe 及

抗 –HBc 阳性）。在未接种乙肝疫苗的情况下，乙肝病毒感染的配偶大约 75% 为隐性感染产生了乙肝病毒表面抗体，其中约 10% 的人乙肝病毒两对半指标全阴性或只可检测出抗 –HBc 和抗 –HBe；25% 为显性感染，为发展为急性乙型肝炎。大部分感染者最终清除乙肝病毒，获得痊愈，只有 5% 感染乙肝病毒并发展为慢性乙肝病毒感染者（图 2–1）。

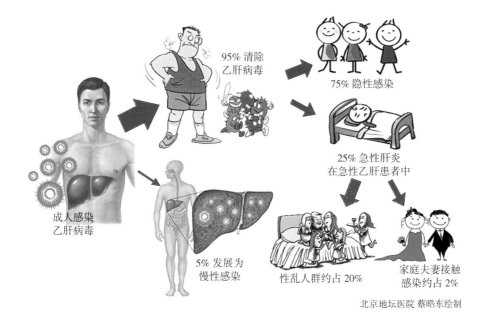

图 2-1　乙肝病毒的性传播及其结局

但是，性乱人群中乙肝病毒感染率明显高于正常婚姻人群。意大利的一项 14 年急性乙型肝炎感染者的调查显示，其中性乱人群占 25.1%；温哥华 2000–2003 年的调查显示，64 例急性乙型肝炎患者中，性乱人群及男 – 男同性恋者占 14%~21.9%，与 HBsAg 阳性者性接触而被感染者占 9.4%，其中仅 1 例（1.6%）为与 HBsAg 阳性的家庭成员性接触而感染。在北京 2012 年的一项调查中，男–男同性恋人群中 HBsAg 阳性率为 9%。这是因为正常的夫妻关系可以提高机体免疫力，小量病毒进入体内后仅会导致隐性感染，刺激机体免疫系统产生抗体，并很快把病毒清除；而性乱人群中，常有多个性伙伴，接触并感染乙肝病毒的机会更多；他们中性病的发生率很高，常伴有性器官黏膜破损，使乙肝病毒更容易侵入体内；紊乱的性生活可降低机体免疫力，不能有效清除侵入体内的乙肝病毒。因此，乙肝病毒的性传播在性乱人群中的风险要明显大于正常婚姻人群。

尽管这些调查显示，大部分感染者的配偶感染乙肝病毒后可自发性清除病毒，不会成为慢性感染者。但其中有 20%~27% 可能表现为急性乙型肝炎，而且大多发生在新婚 1 年内，因此是妊娠期急性乙型肝炎发生的主要因素。

乙型肝炎性传播的预防主要是加强婚前检查和孕前检查，如果血清抗 –HBs 阴性，应先注射乙肝疫苗，待体内产生了足够的抗 –HBs 后再结婚。接种乙肝疫苗后配偶间乙型肝炎的性传播几乎为零，可有效预防乙型肝炎的性传播。

2 乙肝病毒感染者逃避婚检有什么危害？

许多乙肝病毒感染者因患乙肝而导致婚姻失败，因此他们特别害怕婚检。其实，**婚检对乙肝病毒感染者的健康和将来优生优育都是非**

常重要的。

　　2003 年 10 月，我国取消了强制婚检，许多乙肝病毒感染者都为此十分高兴。但很快就暴露出很多问题：性传播疾病明显增多，梅毒、淋病、软下疳、性病性淋巴肉芽肿，甚至还有艾滋病；畸形儿、弱智儿猛增，遗传性疾病发生率也增加。据北京市统计，自 2003 年 10 月取消强制婚检后，北京市婚检率骤然下降，而新生儿出生异常率明显上升（图2-2）。

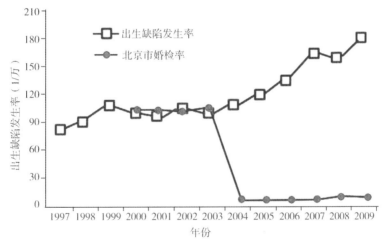

图 2-2　北京市 13 年婚检率及出生缺陷发生率变化情况

　　乙肝病毒感染者不婚检不仅对自己的健康不利，还有可能影响到后代。笔者曾经遇到一位患者虽然逃避婚检结了婚，却不知对方有梅毒，结果染上梅毒，最终还是离了婚。还有一位患者，不知道自己有地中海贫血的基因，因为没有婚检，也不知道对方与她同样带有这种异常遗传基因，结果生出地中海贫血儿。曾有一个女孩知道自己有乙肝病毒感染，但害怕婚检导致婚姻失败，没有进行婚前检查。结婚后因为害怕丈夫知道，更不敢自己到医院检查。结果，怀孕后才发现乙肝病毒感染已经导致肝功能异常，因为治疗较晚，孕晚期发展为重型肝炎，不仅自己险些送命，孩子也被乙肝病毒感染。

乙肝病毒感染者不婚检对自己所爱的人也是一种伤害。尽管乙肝的性传播率较低，但在未注射疫苗的情况下，还是有少数人被感染，甚至发展为慢性感染者。笔者有一位患者，在没有告诉女友自己有乙肝的情况下就和她发生了性关系，结果女友被感染。女友因此非常恨他，并与他分手。

因此，无论有无乙肝病毒感染，婚检都是非常必要的，是关系到自身和家人健康、家庭幸福的大事，是提高我国人口素质的重要措施。逃避婚检不仅有可能害了别人，更有可能害了自己和下一代。

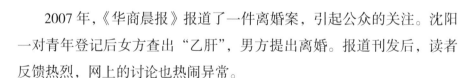

3 如何避免"乙肝离婚案"重演?

2007 年，《华商晨报》报道了一件离婚案，引起公众的关注。沈阳一对青年登记后女方查出"乙肝"，男方提出离婚。报道刊发后，读者反馈热烈，网上的讨论也热闹异常。

有人认为法院判决离婚是"乙肝歧视"，法院却称准予离婚不是歧视。那么到底谁说得对呢? 的确，男方提出离婚和法院的判决都不能算"乙肝歧视"。结婚是双方自愿的事情，如果一方对另一方的某种条件不认可，或者感情上不能接受，要求离婚，无论是否正确，都不能算是歧视。法院根据双方当事人的情况判决离婚，也不能算是歧视。而且，在这种情况下，就算法院不判决离婚，那位乙肝姑娘还能得到真正的幸福吗？肯定是不能的。笔者曾碰到过一位乙肝姑娘，隐瞒乙肝病史结了婚，但始终得不到婆婆的谅解，不许她进家门。后来生了孩子，她连抱一下都没抱，就被婆婆抱走了。尽管通过法律要回了孩子，但这位乙肝姑娘却得了产后抑郁症。所以，如果这样勉勉强强地维持着婚姻，还不如离婚。

那么，乙肝姑娘该不该在婚前隐瞒自己有乙肝呢？乙肝病毒的传播途径之一就是性传播。但是，乙肝病毒的性传播机会与是否注射过乙肝疫苗、性伙伴多少、机体健康状况等多种因素密切相关。如果接种过乙肝疫苗，乙肝则不会通过性传播感染。因此，乙肝病毒感染者应该在婚前告诉对方，让他（或她）在结婚前检查乙肝病毒血清学指标。如抗 –HBs 阴性，应先注射乙肝疫苗，待体内产生足够的抗 –HBs 抗体后再结婚。

我们再说那位乙肝姑娘为什么要隐瞒自己有乙肝？其原因非常清楚，就是害怕婚姻失败。乙肝病毒感染者在对方注射乙肝疫苗后完全可以正常结婚，乙肝姑娘在生育时通过母婴阻断也能生出健康宝宝。但过去的一些宣传往往过分夸大了乙肝的传染性和危害性，造成人们对乙肝的恐惧和歧视。一些厂家为推销自己的药品拼命宣传所谓"肝炎→肝硬化→肝癌三部曲"和"乙肝、艾滋病、癌症三大顽症"的论调，一些单位和学校想方设法拒绝乙肝病毒感染者，体检机构为了迎合单位的需要甚至在体检中心安装摄像镜头，婚检医生过分强调乙肝的危害性和传染性，一些旧的法律法规把甲、乙型肝炎混为一谈，再加上媒体宣传"乙肝的传染性比艾滋病强 100 倍"，却不强调大多数免疫力正常的成人可以抵御乙肝病毒感染，乙肝可以用疫苗预防。谁听了会不害怕乙肝呢？哪个乙肝病毒感染者还敢承认自己有乙肝呢？

　　隐瞒乙肝结婚者实际上并不轻松。笔者的一位乙肝患者一直对妻子隐瞒自己的病情，甚至吃药治疗了多年妻子都不知道。为了不让妻子知道自己有乙肝，他看病总要在上班时间悄悄来医院，吃药总要每天晚上跑到父母的房间中偷偷吃药。在向妻子隐瞒病情的日子里，他的心理压力非常大，觉得对不起妻子，开始抑郁、失眠。因为害怕性生活把妻子感染，他又患上阳痿。后来，在笔者的劝说下，他向妻子坦白，没想到妻子对乙肝并没有那么恐惧。他一下子开朗许多，睡眠完全改善，抑郁症和阳痿全部消失。他对笔者说，早知道这样，还不如早些告诉妻子。

　　婚姻是一件双向选择的事情，相互都应该坦诚。结婚后再离婚无论对谁都是一种伤害。笔者认为，要避免类似的"乙肝离婚案"重演，乙肝病毒感染者应注意在婚前，选择一定时机告诉对方自己感染了乙肝病毒的真相。笔者的许多乙肝患者，他们的家庭都很幸福。每次看病，丈夫或妻子陪着，不离不弃，恩恩爱爱，甚至还有丈夫帮着妻子瞒婆婆的。如果结婚后因乙肝离婚，还不如早些告知，愿意则结婚，不愿意则分手。凡事顺其自然，花儿终究会开，幸福终究会来。

4 乙肝病毒感染者的性生活应注意什么?

　　乙肝病毒感染者的性生活主要应注意三个问题:一是采用安全的性生活方式;二是选择适当的生育时机;三是避免过度劳累的性生活。

　　所谓安全的性生活方式并不是提倡乙肝病毒感染者在性生活时都使用安全套。因为正常的夫妻生活传播乙肝的概率很低,而且可以通过注射乙肝疫苗来预防。但是,**乙肝病毒感染者应该避免两种危险的性接触方式:肛交和月经期性生活**。肛交一般发生在同性恋中,肛交时常常会导致肛门严重损伤,容易传播乙肝病毒,尤其是肛交的被动者。如果女性是乙肝病毒感染者,月经期阴道血液中含有病毒量较多,如果男性的阴部有损伤,容易被感染;如果男性是乙肝病毒感染者,女性月经期免疫力下降,子宫内膜有损伤,也容易被感染。

　　乙肝病毒感染者在以下几种情况下应注意避孕:

①无乙肝感染的一方尚未注射乙肝疫苗,或注射疫苗后尚未产生抗体应避免无保护的性生活,防止乙肝病毒的性传播。

②慢性乙肝活动期,肝功能异常时应推迟生育时间,尤其是女性的乙肝病毒感染者,防止肝病加重。

③乙肝抗病毒治疗期间应注意避孕,尤其是使用干扰素治疗期间,防止药物对生育产生影响。

乙肝病毒感染者应注意避免过频的性生活。过频的性生活无论对男性或女性都要花费很大的体力，还常常会影响睡眠。过度疲劳很可能导致肝病活动，肝功能异常。因此，乙肝病毒感染者的性生活要有节制，保证晚上充足的睡眠，以免诱发肝病活动。

5 乙肝病毒感染者应如何避孕？

一些乙肝病毒感染者婚后需要避孕。采取什么避孕措施呢？以往，医生大多建议使用安全套、阴道隔膜及外用避孕药膜来避孕。

有一次，一位患者告诉笔者，她对安全套过敏，不能使用安全套避孕。还有一次，一位乙肝女性问笔者，她丈夫不愿意使用安全套，能不能服避孕药？笔者不知道，只好请教妇产科医生。但妇产科医生告诉笔者，一些口服避孕药可能导致肝损伤或诱发肝肿瘤，不建议患有肝病的患者使用。2011年9月，笔者看到《中国医学论坛报》刊登了一篇文章——《合并基础病女性的避孕方式选择——WHO最新版避孕方法选用的医学标准摘编》，其中专门介绍了肝炎患者和乙肝病毒携带者的避孕方法。笔者如获至宝，马上收藏，并很快找到原文阅读。原来，乙肝患者避孕除了安全套外，也有推荐药物！

世界卫生组织对许多内科疾病的女性避孕方法进行了推荐。专家们把推荐的程度分为四类：1类指该项避孕法无应用限制；2类指采取该项措施在理论上或已经证实，其益处通常大于风险；3类指采取该项措施在理论上或已经证实，其风险通常大于益处；4 类指采取该项避孕法会带来不可接受的健康风险。

世界卫生组织的专家认为，**对于肝炎病毒携带者，所有避孕措施均为 1 类，说明都可以应用。**

对于急性肝炎或慢性肝炎急性发作期，1 类的避孕措施有：单纯孕激素口服避孕药、长效醋酸甲羟孕酮避孕针、炔诺酮庚酸酯避孕针、左炔诺孕酮皮下埋植剂、依托孕烯皮下埋植剂、左炔诺孕酮 – 宫内节育器和含铜 – 宫内节育器。但是，复方口服避孕药或复方激素避孕贴等，由于其中含有在肝脏代谢的雌二醇，有可能对肝脏产生影响。因此对重症肝病患者，复方口服避孕药或复方激素避孕贴归为避孕措施的 4 类，不给予推荐；轻症肝病患者如果首次应用，则为 3 类，如果以前一直应用，则为 2 类，可以考虑使用。

宫内放置节育环可能会导致月经过多或子宫出血。因此，慢性乙肝患者在术前应进行血常规和凝血功能检查，凡有血小板减少和凝血酶原时间延长的患者不宜放置。

6 乙肝病毒感染者的家庭成员如何预防乙肝？

乙肝病毒感染者结婚的另一个障碍是家庭其他成员害怕感染乙肝。乙肝病毒感染有明显的家庭聚集性。当然，这和乙肝的母婴传播关系最大。在没有进行母婴阻断的情况下，乙肝妈妈所生的孩子 60% 会感染乙肝。可有些孩子的乙肝是从爸爸那里感染而来，而且有文献发现，这些孩子出生时并没有被乙肝病毒感染，其感染显然是后天获得的。还有乙肝的表兄妹，因为自幼一起玩耍，而感染了乙肝。因此，乙肝被认为可以通过生活密切接触传播。

那么，乙肝的生活密切接触传播又是怎么回事呢？乙肝的生活密切接触传播实际上是生活中的微创伤传播。在国外，有人进行过艾滋病的传播试验。共用水杯者，无人被感染艾滋病；而共用牙刷者中却有人被艾滋病感染。因为牙刷会造成牙龈的微创伤。这和乙肝传播的机制是一样的。在乙肝患者的家庭生活中，不可避免地会出现一些微创伤，性生活传播的道理也是因为性生活中会有一定的微创伤，其实这都属于血液传播。但是，特别需要强调的是，这种生活接触中微创伤传播主要发生在年幼的儿童中，因为他们的免疫系统还不够健全，不能有效地抵御乙肝病毒的侵入；成人中经微创伤感染的概率很小。因此，在 20 世纪 80 年代以前的传染病教科书中，乙肝的传播途径有四条：①血液传播；②母婴传播；③性传播；④生活密切接触传播。而近些年来，世界卫生组织将乙肝的传播途径的四条修改为：①血液传播；②母婴传播；③性传播；④儿童间生活密切接触传播。**乙肝不会通过消化道传播，也不会通过蚊虫叮咬传播。**所以，乙肝病毒感染者的家庭用不着因为乙肝而分餐，更不用隔离家中的乙肝病毒感染者或天天用消毒液消毒。家庭中这种对乙肝的莫名恐惧会给乙肝病毒感染者造成很大的心理压力，既不科学也不近人情。家庭成员预防乙肝的方法就是接种乙肝疫苗。无论儿童或成人，只要接种乙肝疫苗，家庭间密切接触传播也是完全可以预防的。

7 为什么乙肝家属要给乙肝病毒感染者更多的关爱?

　　乙肝病毒感染者常常因为患乙肝精神上有很大的压力。他们害怕社会的歧视,更害怕在家庭中缺少关爱;他们担心自己的疾病,更担心自己把乙肝传染给下一代和其他家人。由于来自社会和家庭等各方面的压力,乙肝病毒感染者在心理上似乎更加脆弱,常常表现出抑郁、失眠、阳痿、肝区疼痛、食欲下降、乏力等,甚至诱发乙肝活动。

　　临床上也有许多这样的例子:兄弟二人都是乙型肝炎肝硬化患者,弟弟工作压力小,哥哥工作压力大,结果弟弟对治疗的反应很好,用药后很快好转,哥哥则反复治疗不见好转。王先生有乙肝,因此在家中没有地位,也得不到关爱,连孩子都不让碰一下。结婚前还是个爱说爱笑的小伙子,结婚后变得沉默寡言、谨小慎微,五六年的功夫肝病复发,进展为肝硬化。李先生的妻子善良贤惠,不嫌家中有几位成员都是乙肝患者,尽心尽力伺候公婆,照顾丈夫,生的儿子活泼可爱。结婚后,李先生的乙型肝炎明显好转,而且事业有成。

　　俗话说:"笑一笑,十年少,一夜愁,白了头。"减轻乙肝病毒感染者的心理压力,使他们心情愉快,是保证他们身体健康的良药。现代神经免疫学家的研究表明,免疫活性细胞分泌的某些因子与中枢神经系统的某些递质、神经肽有相同的生物活性和作用途径，神经在内分泌系统与免疫系统间有正、负反馈的双向调控作用，由此构成"神经 – 内分泌 – 免疫"环路。这是一个庞大复杂的网络，有信息、有传递，相互关联、相互作用，控制着人体的内环境。人体内环境与外环境直接相通的，"神经 – 内分泌 – 免疫"环路与人们生活各方面的联系是可以想象的，情绪、心理、心情等精神因素，都会对人体内环境产生影响。焦虑、忧郁等可影响细胞介导的免疫反应，使 T 细胞活性降低，对病毒、真菌感染的抵抗力和对肿瘤细胞的监视能力降低，人体还可能表现为发热、感觉迟钝、乏力、消化不良、精神不集中等。人们在日常生活中，要多观赏树木、花卉、优美风景，听音乐，按摩，进行理疗及体育锻炼等活动，除可赏心悦目、陶冶性情、缓解紧张情绪、增强体质外，在一定程度上还可能通过神经 – 内分泌系统来调节免疫系统的功能（图 2–3），从而提高身体的免疫力，增进健康。因此，家庭成员应该体谅乙肝病毒感染者的心理压力，给他们以更多的关爱，使他们更健康。

但是，这种关爱也不能过分表达。一位乙肝患者的妻子对丈夫关爱有加，无微不至。突然有一天，她的丈夫肝功能出现异常，妻子害怕极了，连忙陪他到医院看病。在医生的建议下，患者开始服用恩替卡韦治疗。但他的妻子总不放心，害怕药物无效，又害怕病毒耐药，三天两头让丈夫去检查。结果反而给其丈夫带来了很大的压力，造成严重失眠。还有一对夫妻，因为孩子被查出乙肝非常担心。他们先是四处求医，为孩子治病，病没治好，肝功能异常指标却升高了。后来又拼命给孩子补充营养，希望孩子身体健康，结果孩子体重增加，得了脂肪肝。大学毕业后，父母又开始发愁孩子的工作和婚姻，天天在家嘀咕。孩子再也受不了了，推开窗子，从高高的五楼跳了下去。

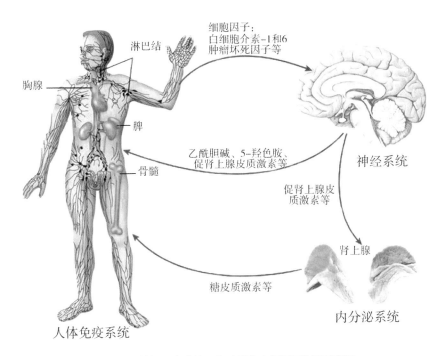

细胞因子：
白细胞介素-1和6
肿瘤坏死因子等

淋巴结

胸腺

脾

骨髓

乙酰胆碱、5-羟色胺、
促肾上腺皮质激素等

神经系统

促肾上腺皮
质激素等

肾上腺

糖皮质激素等

内分泌系统

人体免疫系统

图2-3 神经－内分泌－免疫系统之间相互作用示意图

　　所以，乙肝病毒感染者的家属首先要对乙肝有个正确的认识。乙肝并不是什么非常严重的疾病，可以预防，也可以治疗。肝功能正常的乙肝病毒感染者根本算不上得病，可以和正常人一样学习、工作、参加各种活动以及结婚和生育。肝功能不正常的乙肝患者只要及时治疗，也可以使肝病好转。有了这样的正确认识，就可以避免造成乙肝歧视或那种带有压力的错误关爱，使乙肝病毒感染者感觉到家庭幸福和温暖，对他们的健康也是有好处的。

第三篇

乙肝女性的生育问题

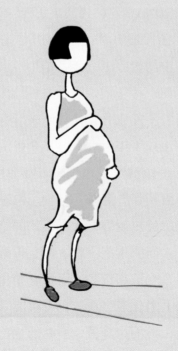

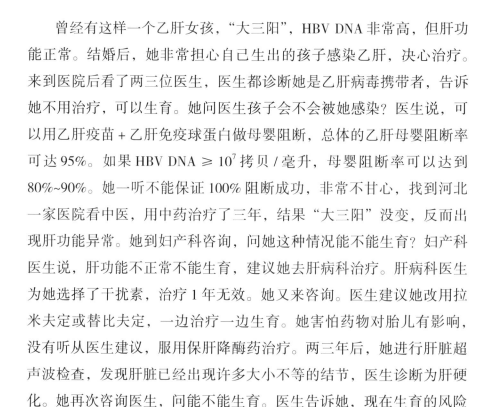

1 乙肝育龄女性何时能要宝宝?

曾经有这样一个乙肝女孩,"大三阳",HBV DNA 非常高,但肝功能正常。结婚后,她非常担心自己生出的孩子感染乙肝,决心治疗。来到医院后看了两三位医生,医生都诊断她是乙肝病毒携带者,告诉她不用治疗,可以生育。她问医生孩子会不会被她感染?医生说,可以用乙肝疫苗 + 乙肝免疫球蛋白做母婴阻断,总体的乙肝母婴阻断率可达 95%。如果 HBV DNA ≥ 10^7 拷贝 / 毫升,母婴阻断率可以达到 80%~90%。她一听不能保证 100% 阻断成功,非常不甘心,找到河北一家医院看中医,用中药治疗了三年,结果"大三阳"没变,反而出现肝功能异常。她到妇产科咨询,问她这种情况能不能生育?妇产科医生说,肝功能不正常不能生育,建议她去肝病科治疗。肝病科医生为她选择了干扰素,治疗 1 年无效。她又来咨询。医生建议她改用拉米夫定或替比夫定,一边治疗一边生育。她害怕药物对胎儿有影响,没有听从医生建议,服用保肝降酶药治疗。两三年后,她进行肝脏超声波检查,发现肝脏已经出现许多大小不等的结节,医生诊断为肝硬化。她再次咨询医生,问能不能生育。医生告诉她,现在生育的风险比以前更大了,不仅要吃抗病毒药,而且肝硬化患者怀孕时有可能加重门静脉高压,导致上消化道出血,也有可能因血小板减少发生产后出血,肝脏合成白蛋白的能力降低,肝功能也差,怀孕时发生肝衰竭等严重并发症的风险也明显增加。最后，她一咬牙，还是选择服用拉米夫定怀孕。她非常后悔地说："如果最初在肝功能正常时就怀孕，安全多了；如果肝功能异常时，听从医生的劝告，服用拉米夫定怀孕，不仅早生了，而且也不会发展成肝硬化了"。

这个病例告诉我们，**乙肝育龄女性如果肝功能正常，应该先生育**。因为目前还没有一种药能够把乙肝病毒彻底清除，在不应该治疗的时候乱用药，很有可能导致肝功能异常，肝功能异常后怀孕，风险就会增加。目前乙肝的母婴阻断已经有了越来越成熟的办法，即使HBV DNA很高的乙肝妈妈，医生也能通过妊娠晚期使用抗病毒药减少胎儿宫内感染的风险。肝功能异常的女性，应先进行治疗，延误治疗就可能导致肝病进展。经过治疗，肝功能恢复正常后才能怀孕。使用抗病毒药物治疗的育龄女性，怀孕前要在医生的指导下换用怀孕期间比较安全的药物再怀孕。已经发展到肝硬化的女性，怀孕的风险就更大了，需要经过医生的评估，权衡怀孕的风险，并在医生指导下边治疗边怀孕。

2 怀孕和乙肝之间会相互影响吗？

怀孕对乙肝确实有一定的影响。怀孕后孕妇体内会发生一系列生理变化，尤其是内分泌的变化，例如：糖皮质激素（肾上腺皮质激素）水平升高。糖皮质激素有刺激HBV活动的作用，可能导致一些乙肝病毒感染者怀孕后 HBV DNA 水平增高。但这种变化并不会发生在每一位乙肝病毒感染的孕妇身上，有医生调查，大约有 25% 的乙肝病毒感染女性在孕期 HBV DNA 水平增高。

乙肝病毒感染不影响胎儿在子宫内的发育，不会造成胎儿畸形。因此，乙肝病毒感染者是可以怀孕的。但是，在怀孕期间由于胎儿生长发育需要大量营养，势必加重母亲肝脏的负担。一些乙肝病毒感染者，常常在怀孕末期和产后出现肝功能异常。有人统计，e 抗原阳性的乙肝病毒感染者，大约有 10% 在怀孕期间肝功能指标异常升高，有 20%~25% 在产后发生肝功能异常。

但是，慢性乙肝患者在肝功能异常时怀孕的风险就明显增加了。肝功能异常时，肝脏已经不堪重负，不仅不能承受养育胎儿的重担，还常常发生肝功能恶化，甚至导致重型肝炎。慢性肝病患者肝脏凝血因子产生减少，脾大的患者血小板减少，这都可能增加产后出血的风险。有肝硬化门静脉高压的患者出血的风险就更大了，妊娠期间腹腔压力加大，可使门静脉压力进一步增高，发生上消化道出血。肝脏合成白蛋白等营养物质的能力下降，妊娠期间低白蛋白、贫血的发生率也会增高。肝脏对糖代谢能力减弱，妊娠糖尿病发生的风险增加。肝脏对许多激素及血管活性物质的灭活减少，妊娠高血压疾病发生的风险增加；肝病患者白细胞减少，免疫力下降，产后感染的风险也会增加。因此，在肝功能异常的情况下，妇产科医生一般不建议怀孕，更不建议肝硬化患者怀孕。

3 什么是乙肝的母婴传播?

　　乙肝病毒感染的母亲在生育期间把病毒传播给下一代，这种传播方式称为"母婴传播"或"垂直传播"。母婴传播是我国乙型肝炎最主要的传播途径，估计30%~50%的感染者是因母婴传播而感染的。在没有接受乙肝疫苗预防的情况下，乙肝妈妈所生的孩子60%在2年内可感染乙肝病毒，乙肝"大三阳"妈妈的新生儿感染风险约为70%~90%，"小三阳"妈妈的新生儿感染风险约为10%~40%。在我国，有8%的孕妇是乙肝病毒感染者，其中50%以上为e抗原（+）的"大三阳"感染者。因此，母婴传播是乙肝流行的重要传播途径。

　　乙肝的母婴传播有三条途径：宫内感染、产时感染和产后感染（图3-1）。宫内感染是指胎儿在母亲体内生长发育过程中受到母亲体内乙肝病毒的感染；产时感染是指母亲在分娩的时候，新生儿吞咽了含有乙肝病毒的母血、羊水、阴道分泌物，或在分娩过程中因子宫收缩促使少量母血渗漏入胎儿血循环引起婴儿感染；产后感染实际上属于乙肝病毒的"水平传播"，主要是通过哺乳和生活中密切接触传播。国内外大量研究证明，在没有使用乙肝疫苗和乙肝免疫球蛋白进行母婴阻断的情况下，产时感染占绝大多数，约为80%~85%，产后感染约为10%~15%，宫内感染约为5%~10%。因此，产时感染是乙肝母婴传播中最主要的途径。

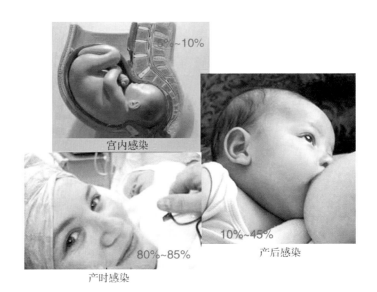

图 3-1　母婴传播的三条途径

4　乙肝病毒母婴传播有什么危害?

乙肝病毒母婴传播的最大危害是使感染慢性化。科学家们发现，年龄是感染乙肝病毒后发展成慢性病毒携带者的重要相关因素。胎儿在子宫内感染，出生后几乎 100% 发展为慢性乙肝病毒携带者。新生儿期感染，则有 90% 的孩子转为慢性。随着年龄的增长，这个比率很快下降，< 2 岁时为 75%~80%；3~5 岁时为 35%~45%；6~14 岁时为 25%；成年以后，绝大多数人都能抵御乙肝病毒感染，清除病毒

或只表现为急性肝炎，只有 2%~6% 免疫力低下者才会转为慢性感染（图 3-2）。这是因为在婴儿期甚至胎儿期，机体的免疫功能还没有发育完善，没有识别和清除乙肝病毒的能力，这时感染了乙肝病毒，机体的免疫系统就"默认"了它们，与它们长期"和平共处"，成为乙肝病毒携带者。而随着年龄增长，机体的免疫系统会逐渐发育完善。这时，再感染乙肝病毒情况就不同了，免疫系统会立即发现并识别入侵的"敌人"，同时会根据"敌方"的情况自动生成一种叫做表面抗体的"武器"。如果乙肝病毒进入体内的量较多，感染了许多肝细胞，免疫系统就会在与"敌人""作战"的同时引起了较多的肝细胞破坏，并出现明显的肝炎症状，这就是我们说的急性乙型肝炎；如果乙肝病毒进入体内的量较少，人体可能在不知不觉中就清除了"敌人"，在进行化验检查时，只能检测出体内的抗体；只有少数免疫功能降低的成年人不能完全清除乙肝病毒，而转变为乙肝病毒携带者或慢性肝炎。

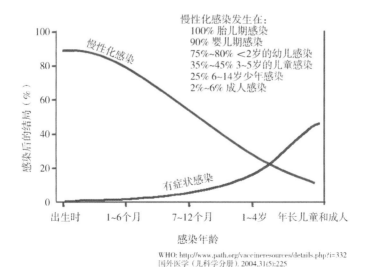

图 3-2　乙肝病毒感染的年龄与乙肝慢性化和有症状感染的关系

　　乙肝母婴传播不仅是乙肝病毒感染慢性化的主要原因，而且对肝病的结局也可产生重要影响。我国有一项研究显示，慢性乙肝患者将来的结局与感染的年龄有关。在接受随访的乙肝病毒感染者中幼儿期感染者25%已经发展为肝硬化或肝癌，而成年期感染者只有15%发展为肝硬化或肝癌。另外，如果乙肝妈妈所生的女婴被感染，将来还可能再感染给她的子女。因此，乙肝的母婴传播危害极大，是我国乙肝预防的重点。

5　乙肝女性在生育前应做好哪些准备？

　　乙肝女性在生育前应做好孕前检查、乙肝病毒感染的相关检查、母婴阻断咨询、乙肝生育咨询和评估，当医生认为适合怀孕后再服用叶酸备孕。

　　常规的孕前检查包括：血常规检查、血型、尿常规检查、子宫卵巢 B 超检查、心电图、胸部 X 线、病毒性肝炎、梅毒、艾滋病等检测、"套氏（TORCH）"检查、妇科体检、宫颈脱落细胞检查和人乳头状瘤病毒（HPV）检查等。

　　"TORCH" 检查是指一组病原体的检测："T" 代表弓形虫（Toxoplasma），"O" 代表其他（others，即梅毒等其他性传播疾病），"R" 代表风疹病毒（rubella virus），"C" 代表巨细胞病毒（Cytomegalovirus），"H" 代表单纯疱疹病毒（herpes simplex virus）。这些病原体感染常常会导致妇女流产、早产、胎儿宫内死亡、胎儿脑积水、神经发育障碍、先天性心脏病等，对优生优育和习惯性流产的病因分析有参考价值。如果风疹抗体阴性，建议先接种风疹疫苗再考虑怀孕。风疹疫苗接种后 3 个月内应注意避孕，不要怀孕。如果检测弓形虫 IgM 抗体（+），提示近期有弓形虫感染，建议先进行治疗再怀孕。

妇科检查：筛查细菌性阴道病、念珠菌性阴道病、衣原体感染和其他生殖系统疾病。如果发现有相关的妇科疾病，最好先彻底治疗后再怀孕，以免怀孕后引起流产、早产等。如果发现宫颈有重度炎症及癌变（如宫颈上皮内瘤样病变 Ⅰ、Ⅱ、Ⅲ 级）或宫颈癌，则需要先进行治疗，治疗后再酌情决定是否可以怀孕。

对于有过反复流产史、胎儿畸形史或其丈夫有遗传病家族史的女性，应进行染色体检测。对于月经不调的女性，可进行性激素六项的测定（促卵泡成熟激素、促黄体生成素、雌激素和孕激素、泌乳素、雄激素等），必要时还可检测甲状腺功能。

乙肝病毒感染的相关检查包括：肝功能，乙肝五项，HBV DNA，甲胎蛋白（AFP），肝、胆、脾彩超检查。这些检查有利于医生对乙肝女性生育期间肝病的风险和母婴传播的风险进行评估，并提出治疗方案和母婴阻断的建议。肝功能异常的乙肝女性应该先治疗，待肝功能恢复正常后再怀孕。"大三阳"的乙肝女性，尤其是 HBV DNA 水平较高者母婴传播的风险较大，应到有母婴阻断经验的专科医院生育。正在进行乙肝抗病毒治疗的女性要经过医生认真评估，判断疗效，决定能否停药。不能停药的女性应该推迟生育时间，必须要生育者应在医生的指导下选择较安全的药物边治疗边生育。有肝硬化的乙肝女性生育要十分慎重，应进一步做凝血酶原时间、胃镜等检查，评估妊娠和生育的风险，权衡利弊后再决定是否生育。

经过孕前检查和咨询，可以怀孕的女性，应该和其他女性一样开始服用叶酸备孕。叶酸可以预防胎儿发生神经管畸形（如脊柱裂、无脑畸形等），预防妊娠期贫血。叶酸的服用剂量是：一般妇女每天 $400\mu g$，有不良孕产史的人每天 $800\mu g$，个别治疗剂量按照医生的要求增加，一般从孕前 3 个月一直服到早孕 12 周左右。

乙肝女性的丈夫也应该进行乙肝五项检查，如果乙肝表面抗体阴性，应该先注射乙肝疫苗，预防乙肝的性传播。在准备要宝宝前，丈夫也要忌烟、忌酒，和妻子同心协力生个健康宝宝。

6 乙肝女性怀孕后可以做羊膜腔穿刺吗？

孕妇在妊娠第 15~20 周，医生常常会建议取血做个"唐氏筛查"。这个检查的目的是防止孕妇生出一种被称为"唐氏综合征"的先天性异常孩子。这种唐氏综合征患儿被称为"唐氏儿"，具有严重的智力障碍，生活不能自理，并伴有复杂的心血管疾病，需要家人长期照顾，会给家庭造成极大的精神及经济负担。

唐氏综合征是一种偶发性疾病，每一个怀孕的妇女都有可能生出"唐氏儿"。生"唐氏儿"的风险会随着孕妇年龄的递增而升高，例如：25 岁以下的孕妇中染色体异常发生的风险为 1/1185，而 35 岁时则高达 1/335。

唐氏筛查虽然可以筛检出 60%~70% 的唐氏综合征患儿，但并不是非常准确。唐氏筛查高危的妈妈胎儿更有可能是"唐氏儿"，低危的妈妈生出"唐氏儿"的可能性小一些，但也有生"唐氏儿"的可能。在全部孕妇中约有 1/10 的孕妇唐氏筛查是"高危"，在筛查高危的妈妈中有 1~2/100 人怀的是"唐氏儿"。因此，筛出唐氏高危的妈妈也不一定代表胎儿一定有问题，只是有问题的可能性会大一些，要确定是否真的有问题，还需要进行羊膜腔穿刺（图 3-3）抽取羊水，培养胎儿脱落在羊水中的细胞，检验细胞染色体。培养胎儿脱落在羊水中细胞的成功率为 98%，检验细胞染色体有无异常的准确率为 100%。

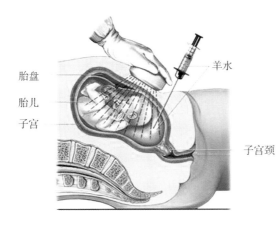

图 3-3　羊膜腔穿刺术示意图

　　但是，羊膜腔穿刺可能增加乙肝病毒母婴传播的风险，因为羊膜腔穿刺会破坏孕妇的胎盘屏障，使乙肝病毒有机会钻进子宫感染胎儿。因此，我国的《慢性乙型肝炎防治指南》指出："对 HBsAg 阳性的孕妇，应避免羊膜腔穿刺。"

　　尽管乙肝孕妇非常担心乙肝病毒的母婴传播，但她们也不愿意生出"唐氏儿"呀！那么，羊膜腔穿刺会不会增加乙肝病毒宫内感染的风险呢？如果唐氏筛查高危，乙肝孕妇能不能做羊膜腔穿刺呢？

早在 1994 年，我国台湾和荷兰的医生先后发表了他们有关乙肝孕妇羊膜腔穿刺对母婴传播影响的研究。两项研究结果一致认为，羊膜腔穿刺没有增加乙肝病毒母婴传播的风险。1999 年，美国一位医生发表了一项前瞻性观察，认为羊膜腔穿刺导致乙肝病毒母婴传播的风险是低的。因此，2003 年加拿大在一篇有关乙型和丙型肝炎、艾滋病孕妇羊膜腔穿刺指导意见中提出：**羊膜腔穿刺导致乙肝母婴传播风险是低的，但 e 抗原阳性的孕妇应慎重考虑。**2009 年和 2010 年，法国和西班牙的指导意见也重申了加拿大医生的这一主张。

北京地坛医院妇产科的易为医生在近几年收集了许多做过羊膜腔穿刺的乙肝孕妇病例，追踪她们孩子的乙肝病毒感染率，也得出了同样的结果："羊膜腔穿刺没有增加乙肝母婴传播的风险。"易为医生还发现，HBV DNA < 500 拷贝 / 毫升的乙肝孕妇做羊膜腔穿刺后，无一例孩子被感染。因此，唐氏"高危"的乙肝孕妇如果 HBV DNA < 500 拷贝 / 毫升，在知情同意后，可以进行羊膜腔穿刺检查；如果 HBV DNA 水平较高，则需权衡利弊，慎重选择羊膜腔穿刺检查。

不能进行羊膜腔穿刺检查的乙肝孕妇也不用担心，现在已经有了一种无创 DNA 产前检测技术，也被称为"无创胎儿染色体非整倍体检测技术"。这种检查手段比羊膜腔穿刺检查安全，不用刺破子宫，只需采取孕妇静脉血，利用新一代 DNA 测序技术对母体外周血浆中的游离 DNA 片段（包含胎儿游离 DNA）进行测序，并将测序结果进行生物信息分析，可以从中得到胎儿的遗传信息，从而检测出胎儿是否患 21 三体综合征（唐氏综合征）、18 三体综合征（爱德华综合征）、13 三体综合征（帕陶综合征）三大染色体疾病。不过其花费会高于羊膜腔穿刺检查，如果检测结果为阳性，还需要经过羊膜腔穿刺确认。

7 妊娠期间甲胎蛋白升高是肝癌吗？

甲胎蛋白是一种糖蛋白，英文缩写 AFP。正常情况下，这种蛋白主要来自胚胎的肝细胞，胎儿出生约 2 周后甲胎蛋白从血液中消失，因此正常人血清中甲胎蛋白的含量不到 20μg/L。

当肝细胞发生癌变时，癌变的肝细胞属于分化不完全的异常肝细胞。这种异常肝细胞会像幼稚的胚胎期胎儿肝细胞一样有产生甲胎蛋白的功能。因此，大约 80% 的原发性肝癌患者，血清中甲胎蛋白明显升高，超过 350ng/ml，甚至达 1000ng/ml 以上或呈进行性升高。另外，在生殖细胞肿瘤患者中甲胎蛋白也有可能升高，升高率大约为 50%；某些胃肠道肿瘤、胰腺癌、肺癌及肝硬化患者亦可出现不同程度的 AFP 升高。因此，临床医生常把甲胎蛋白作为原发性肝癌的辅助诊断、疗效考核和判断预后的有效指标。在原发性肝癌的普查中，甲胎蛋白是最常用的方法，有助于发现早期肝癌，使患者获得早期治疗，改善预后。

由于甲胎蛋白主要在胎儿肝脏中合成，因此，妊娠期妇女甲胎蛋白升高是正常的，不是得了肝癌。图 3-4 是某医生调查了 429 例正常妊娠妇女在怀孕期间甲胎蛋白中位数的变化。从图中可以看出，怀孕后，随着怀孕周数的增加，甲胎蛋白逐渐升高，孕 32 周左右达高峰。

有研究显示，正常孕妇的甲胎蛋白一般不会超过图 3-4 中甲胎蛋白中位数的 1.5 倍。在胎盘屏障受到损伤或胎儿异常时，甲胎蛋白会明显升高。医生们发现，有 2 次以上人工流产史、胎盘异常、双胎、死胎、胎儿发育异常时，母亲的甲胎蛋白常常会高于一般妊娠妇女的 2 倍以上。因此，妊娠期间需要定期监测甲胎蛋白，如果数值偏高，要多方面查找原因。

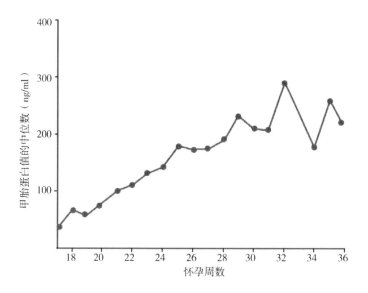

图 3-4　429 例正常妊娠妇女在怀孕期间甲胎蛋白中位数的变化

8　阻断乙肝母婴传播的主要措施有哪些？

我国 2015 年版《慢性乙型肝炎防治指南》中指出："单用乙型肝炎疫苗阻断母婴传播的阻断率为 87.8%。对 HBsAg 阳性母亲所生新生儿，应在出生后 24 小时内尽早（最好在出生后 12 小时）注射乙型肝炎免疫球蛋白（HBIG），剂量应 ≥ 100IU，同时在不同部位接种 10μg 重组酵母乙型肝炎疫苗，在 1 个月和 6 个月时分别接种第二和第三针乙型肝炎疫苗，可显著提高母婴传播的阻断成功率。"

乙肝疫苗的作用是刺激婴儿的免疫系统产生抗乙肝病毒的抗体，也就是乙肝病毒表面抗体。乙肝病毒表面抗体是一种保护性抗体，可清除或中和乙肝病毒，使婴儿免遭乙肝病毒感染。但是，新生儿在出生后即使立即注射 1 针乙肝疫苗，其抗体最早也需要在接种半个月后才逐渐出现，而且抗体产生的量较少，而乙肝孕妇在分娩过程中母婴传播的危险性是最大的（产时感染）。因此，单用乙肝疫苗阻断乙肝母婴传播，预防产时的乙肝病毒感染常常来不及，母婴传播阻断的有效率只有 87.8%。

乙肝免疫球蛋白是从健康人血液中直接提取的乙肝表面抗体，在婴儿出生后应尽早把这种抗体直接注射到婴儿体内，可以立即清除或中和从母血污染进入婴儿体内的乙肝病毒，在乙肝疫苗发挥作用之前起到预防乙肝病毒感染的作用。因此越早使用越好，最好在出生 12 小时以内注射。乙肝免疫球蛋白注射的剂量是 100IU 或 200IU，200IU 的剂量效果当然更好一些。这种乙肝免疫球蛋白 + 乙肝疫苗联合免疫的方法可使乙肝母婴阻断率提高至 95%（图 3-5）。

需要注意的是：由于乙肝疫苗是乙肝病毒表面抗原的一个片段，而乙肝免疫球蛋白就是中和这种抗原的抗体，如果在同一部位注射，抗原和抗体相互中和，就有可能减弱了它们各自的作用。因此，乙肝免疫球蛋白最好先于乙肝疫苗注射，且不要与乙肝疫苗在同一部位注射。

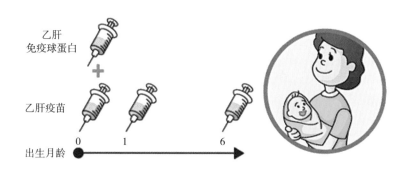

图 3-5　阻断乙肝母婴传播的主要措施

在以往的很多研究中，乙肝免疫球蛋白只在出生时使用 1 次，但也有使用多次的报道，如在出生时和 2 周龄、1 月龄或在出生时和 2 月龄时使用 2 次乙肝免疫球蛋白等。近年来的研究发现，出生后多次使用乙肝免疫球蛋白与只在出生时使用 1 次乙肝免疫球蛋白的免疫效果比较，无明显差异。因此，目前我国新发布的《乙型肝炎病毒母婴传播预防临床指南》（第 1 版）和 2015 年版《慢性乙型肝炎防治指南》均推荐乙肝免疫球蛋白仅在出生后立即注射 1 剂，无须再进行第二次被动免疫注射。

9　乙肝母婴阻断失败的原因是什么？

单用乙肝疫苗，乙肝病毒母婴传播的阻断率大约为 87.8%，用乙肝免疫球蛋白 + 乙肝疫苗联合免疫可将母婴阻断的成功率提高到

95%。为什么还有一些宝宝母婴阻断失败呢？这些宝宝母婴阻断失败的原因是什么呢？"

乙肝免疫球蛋白是乙肝病毒表面抗体，在婴儿出生后 24 小时内尽早把这种抗体直接注射到婴儿体内，可以立即清除或中和生育过程中从母血污染进入婴儿体内的乙肝病毒，在乙肝疫苗发挥作用之前起到预防乙肝病毒感染的作用。这种免疫方法在医学上称为"被动免疫"。乙肝疫苗注射后，可以刺激宝宝的免疫系统主动产生乙肝抗体，抵制出生后乙肝病毒的感染，被医生称为"主动免疫"。这种被动＋主动联合免疫的方法可以阻断乙肝孕妇生育过程中和产后密切接触导致的乙肝病毒母婴传播，但是对胎儿在子宫内感染毫无作用。所幸的是，乙肝病毒母婴传播 80%~85% 发生在生育过程中，10%~15% 发生在产后，宫内感染只占 5%~10%。因此，乙肝孕妇所生的宝宝在出生后使用乙肝免疫球蛋白＋乙肝疫苗联合免疫可以阻断 95% 左右的乙肝母婴传播，**而宫内感染是乙肝母婴阻断失败的主要原因**。

10 乙肝病毒的宫内感染是怎样发生的？

有许多乙肝孕妇不断来信问笔者，担心胎儿在子宫内被乙肝病毒感染。有的问："我怀孕后阴道有少量出血，会不会造成胎儿的宫内感染呢？"有的问："我牙出血了，血被我吞到肚子里了，会不会感染我肚子里的宝宝呢？"

　　胎儿在母亲的子宫内，胎儿和子宫之间，有一个像伞一样的胎盘。胎盘像胎儿生长的土地，上面有许多的数不清的像根茎一样的结构，有主干，有分枝，分枝又分成极细小的枝，被称为"绒毛"。胎儿通过胎盘上的绒毛吸取母体的养分，并将代谢的废物通过母体排出。同时，胎盘又是一个保护胎儿的隔膜或屏障，把母亲的血液和胎儿的血液分开，母血不能直接进入胎儿体内，并保护胎儿免遭一些细菌、病毒的感染。因此，乙肝病毒一般不能轻易透过胎盘感染胎儿。

　　那么，母亲体内的乙肝病毒是如何通过胎盘感染子宫内胎儿的呢？医生们发现，乙肝病毒并不是从怀孕一开始就感染胎儿的。国外有医生研究显示，怀孕中早期母亲若感染急性乙型肝炎，她们的孩子只有 10% 被感染；而怀孕晚期感染急性乙型肝炎，她们的孩子 100% 被乙肝病毒感染。说明怀孕早期乙肝病毒是很难透过胎盘感染胎儿的。为了研究乙肝病毒宫内感染的过程，我国医生对乙肝女性流产的胎盘、中期引产的胎盘和足月分娩的胎盘中乙肝病毒分别进行检测，比较它们的感染率。结果发现，孕早期流产的胎盘只有 4.2% 检测出乙肝病毒；孕中期的胎盘乙肝病毒检出率为 18.2%，而足月分娩的胎盘乙肝病毒检出率高达 44.6%（图 3-6）。说明妊娠晚期最容易发生乙肝病毒的宫内感染。后来，更多医生进行的临床或实验室研究都证明，80% 以上的宫内感染发生在妊娠晚期。

　　但胎盘上检出了乙肝病毒并不等于胎儿宫内被感染。为了进一步的研究，我国医生又对乙肝孕妇产后的胎盘进行了更细致的检查。医生们把胎盘从靠近母亲的一侧（母侧面）至靠近胎儿的一侧（胎侧面）根据其不同的组织结构分为五层，分层检测乙肝病毒。结果显示，从胎盘的母侧面起，第一层、第二层、第三层、第四层和第五层乙肝病

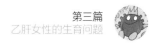

毒的检出率分别为 31.7%、23.8%、22.8%、19.8% 和 9.9%，说明越靠近胎侧面，乙肝病毒的检出率越低（图 3-7）。

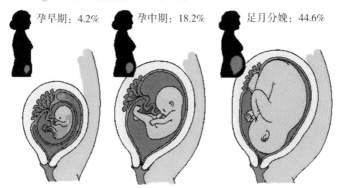

HBsAg阳性孕妇的胎盘中HBVM检出率：

孕早期: 4.2%　　孕中期: 18.2%　　足月分娩: 44.6%

闫永平,等. 第四军医大学学报, 2001, (6).

图 3-6　乙肝病毒感染孕妇不同孕期胎盘中乙肝病毒的检出率

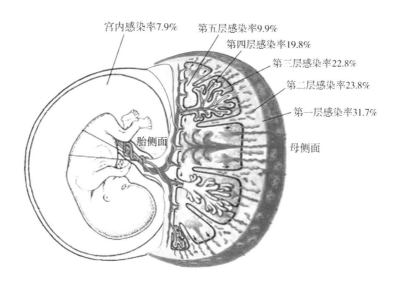

宫内感染率7.9%　第五层感染率9.9%

第四层感染率19.8%

第三层感染率22.8%

第二层感染率23.8%

第一层感染率31.7%

胎侧面　　　　母侧面

图 3-7　胎儿及胎盘各层的乙肝病毒感染率

图：北京地坛医院 蔡晧东

医生们发现，胎盘最靠近胎儿的第五层感染率最接近这些乙肝孕妇所生婴儿的宫内感染率（7.9%）。因此医生们认为，乙肝病毒是从胎盘靠近母亲的一面（母侧面）逐层慢慢移动到胎儿的一面（胎侧面），逐渐感染到子宫内胎儿的，这个过程被医生称为乙肝病毒的"细胞转移"或"血液渗透"。医生们说，这是因为怀孕的中晚期，随着胎儿生长，胎膜逐渐变薄，胎盘上绒毛的毛细血管膜通透性增高，这种变化有利于胎儿得到更多的营养供应，但同时也削弱了胎盘的屏障作用，使乙肝病毒容易逐层向胎侧面感染，最终突破胎盘屏障，感染胎儿。因此，**越接近分娩的妊娠晚期宫内感染率越高**。

11 卵子会不会导致乙型病毒宫内感染？

有一天，一位乙肝准妈妈突然想到：自己血清中乙肝病毒 DNA 的含量那么高，会不会感染自己的卵子呢？如果卵子感染了乙肝病毒，宝宝肯定难逃厄运，太可怕了！乙肝妈妈不敢再想下去了。那么，卵子会不会导致宝宝宫内感染，造成乙肝病毒的垂直传播呢？

首先，乙肝妈妈所生的宝宝通过注射乙肝疫苗和乙肝免疫球蛋白，乙肝病毒的母婴传播阻断率可达到 95% 以上，说明大多数乙肝病毒的母婴传播都发生在分娩的时候或新生儿出生后，并非宫内感染所致，更与卵子是否被病毒感染无关。

第二，正如前面所说，宫内感染大多数都发生在妊娠晚期。如果卵子导致了乙型肝炎的宫内感染，则肯定在胎儿刚刚形成的时候就已经感染。因此，**乙肝病毒的母婴传播不可能发生在卵子形成阶段。**

为了证实卵子会不会导致宝宝宫内感染，我国浙江大学医学院附属妇产科医院的医生对 68 例乙肝病毒感染的母亲进行了卵子检测，只有 1 例母亲的卵子中检测到乙型肝炎病毒的存在；可是，她所生的孩子没有被乙肝病毒感染。68 例母亲所生的孩子中有 1 例被母亲感染了乙肝病毒，但其母亲的卵子检测乙型肝炎表面抗原为阴性。因此认为，乙肝病毒不可能通过卵子垂直传播感染婴儿。

12 妊娠晚期孕妇注射乙肝免疫球蛋白能预防宫内感染吗？

乙肝病毒的宫内感染 80% 以上发生在妊娠晚期。这是因为在妊娠晚期胎膜变薄，部分绒毛膜受损，绒毛的毛细血管膜通透性增高，血液更丰富，胎盘屏障功能减弱。因此，医生们试图在妊娠晚期降低乙肝孕妇血液中的乙肝病毒含量，以减少乙肝病毒的母婴传播。

医生们想到，虽然病毒不能轻易透过胎盘，但抗体是能够透过胎盘进入胎儿体内的。因此，在 20 世纪 90 年代一些医生曾试图采取在乙肝孕妇妊娠 7、8、9 月份时注射乙肝免疫球蛋白的方法降低母体内乙肝病毒的含量。据一些医生发表的文献称，母亲注射乙肝免疫球蛋白后，这种免疫球蛋白可以透过胎盘，进入胎儿体内，对胎儿形成一种保护，减少乙肝病毒的宫内感染和分娩时感染。

但是后来越来越多的研究表明，乙肝孕妇体内的病毒量往往是很多的，而且病毒每天还在大量复制，尽管乙肝免疫球蛋白是人体抵抗乙肝病毒的保护性抗体，可以中和乙肝病毒，但只凭每月1针（200IU）的乙肝免疫球蛋白来降低其体内的乙肝病毒水平，这完全是不可能的。从理论上讲，乙肝免疫球蛋白有可能透过胎盘进入胎儿体内，但在母亲体内有大量病毒的环境下，这一点点抗体没等进入胎儿体内就被耗竭一空。北京地坛医院妇产科的医生曾对妊娠7、8、9个月时注射乙肝免疫球蛋白的乙肝孕妇所生的孩子进行过研究。在他们刚刚出生的时候检测他们血液中有无从母亲体内透过来的乙肝抗体。如果能检测出来，说明母亲体内注射的免疫球蛋白确实进入新生儿体内了。但结果使她们大失所望：所有新生儿体内的抗体都是"0"。广州医学院第一附属医院感染科也做出了与北京地坛医院相同的结果。因此，目前专家们都认为这种方法是无效的，我国和国外的乙肝指南都没有推荐孕妇注射乙肝免疫球蛋白来预防乙肝的母婴传播。

13 如何阻断乙肝病毒的宫内感染？

预防产时感染和产后感染的难题可以通过乙肝免疫球蛋白＋乙肝疫苗联合免疫的方法解决了，如何阻断乙肝病毒的宫内感染逐渐成为医生们关注的重点。

医生们开始观察造成乙肝病毒宫内感染的危险因素。最初，医生们注意到乙肝病毒的宫内感染与母亲体内的 e 抗原有关。e 抗原阳性母亲所生的宝宝母婴阻断失败率高于 e 抗原阴性母亲所生的宝宝（图 3-8）。

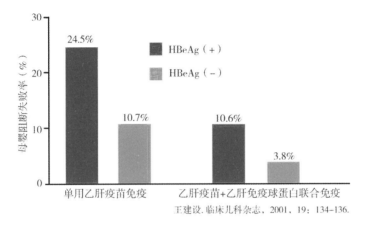

王建设. 临床儿科杂志, 2001, 19: 134-136.

图 3-8 乙肝病毒感染的母亲 e 抗原状况对乙肝母婴阻断的影响

后来，医生们发现乙肝病毒宫内感染的危险因素主要是母亲体内乙肝病毒 DNA 复制水平。采用乙肝免疫球蛋白 + 乙肝疫苗联合免疫后母婴阻断失败的病例大多发生在母亲血液中乙肝病毒 DNA 含量在 $\geq 10^6$ 或 $\geq 10^7$ 拷贝 / 毫升的乙肝女性身上，她们所生的宝宝母婴阻断失败率常常可高达 20% 以上（图 3-9）。因此，医生们想到给乙肝孕妇服用拉米夫定等抗病毒药物，降低乙肝孕妇体内的 HBV DNA 水平，以减少乙肝病毒宫内感染的风险。

2000 年，由葛兰素史克公司发起的乙肝病毒感染孕妇妊娠晚期服用拉米夫定阻断母婴传播的全球多中心临床研究开始了。医生们把乙肝妈妈随机分为三组：第一组孕妇不治疗，孩子出生后采用乙肝免疫球蛋白 + 乙肝疫苗联合免疫；第二组孕妇是在妊娠 7、8、9 三个月至产后 1 个月服用拉米夫定每天 100mg，新生儿出生后只接种乙肝疫苗进行主动免疫，不使用乙肝免疫球蛋白；第三组孕妇是在妊娠 7、8、9 三个月至产后 1 个月服用拉米夫定每天 100mg，新生儿出生后采用乙肝免疫球蛋白 + 乙肝疫苗联合免疫。结果令所有医生大为惊喜，服用拉米夫定且采用乙肝免疫球蛋白 + 乙肝疫苗联合免疫的孕妇所生宝宝母婴阻断率最高，而且没有发现药物对母亲和胎儿造成明显影响。从此，医生们看到了阻断乙肝病毒宫内感染的曙光。

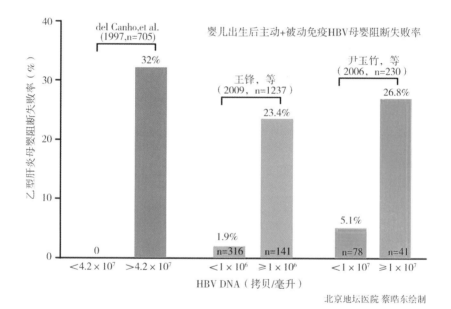

图 3-9　乙肝病毒感染的母亲血清 HBV DNA 水平对乙肝母婴阻断的影响

医生们认为，胎儿在母亲体内发育到 7 个月（28 周）左右重要器官已经基本发育完善，而妊娠晚期是乙肝病毒宫内感染的高危险时期，宫内感染的风险与孕妇体内 HBV DNA 水平密切相关。因此，妊娠晚期服用拉米夫定可降低孕妇体内 HBV DNA 水平，减少乙肝病毒母婴传播的风险，而且对胎儿发育影响不大。

14 哪些抗乙肝病毒药物可以在妊娠期间使用？

　　美国食品和药物管理局根据妊娠期间药物的安全程度把药物分为五级。A级：动物实验和临床观察均未发现对胎儿有损害。B级：动物实验证实对胚胎没有危害，但临床研究未能证实或无临床验证资料。C级：仅在动物实验证实对胚胎有致畸或杀胚胎作用，但人类缺乏研究资料证实。D级：临床有资料证实对胎儿有危害，但治疗孕妇疾病的疗效肯定，又无可替代的药物，权衡利弊后再用。X级：证实对胎儿及母亲均有危害，妊娠期禁用。

　　这些分级的意义是什么呢？

　　妊娠A级药物在动物实验和临床观察中都未发现对胎儿有损害。因此，A级药物在妊娠期间可以放心使用。但我们目前还没有治疗乙肝的妊娠A级药物。因为这些药物都没有经过大样本的妊娠妇女临床试验，而且都是近10年来上市的新药，临床观察时间不长，病例也不算多，因此目前还没有一种能够在乙肝妊娠妇女中安全使用的妊娠A级抗病毒药物。

　　妊娠B级药物是在动物实验中证实对胚胎没有危害，但临床研究未能证实或无临床验证资料。提示在动物实验中没有发现药物的致畸作用，在人类还缺乏足够的评估或正在进行的一些研究包含的妊娠病例太少不能提供可靠的临床证据。在乙肝抗病毒药物的说明书上都可以看到这些药物在妊娠动物体内实验的结果。从药品说明书中可以看出，这些药物的动物实验所用剂量都是人体治疗时所推荐最高剂量的数十倍，甚至上百倍。但是，即使这样并不能等于用于妊娠妇女时肯定安全。在动物实验中没有发现对动物胚胎的危害不等于对人类胚胎肯定没有影响，也有可能人比动物对药物的耐受性更差，而造成胎儿危害，只能说可能相对安全一些，或者影响小一些，也许一点影响也没有，这是需要时间来证实的。因此这些药物被归为妊娠期安全程度的 B 级药物。**在抗乙肝病毒的药物说明书上被明确归为妊娠期安全程度 B 级的药物有替比夫定和替诺福韦酯。**拉米夫定上市时间较早，当时在说明书上被归为妊娠期安全程度的 C 级，但随着该药上市时间的延长，妊娠期使用的研究增多，在 2007 年美国的一次肝病会议上把它归为妊娠期安全程度的 B 级药物。而且，到目前为止，拉米夫定是乙肝抗病毒药物中妊娠期应用安全数据最多的一种药物。美国食品和药物管理局认为，只有当考虑到这些药物的应用对于母亲和胎儿所带来的收益超过风险时，才可以应用这些药物。

妊娠 C 级药物是仅在动物实验证实对胚胎有致畸或杀胚胎作用，而人类缺乏研究资料证实。与妊娠 B 级药物同样道理，在动物实验中发现了对胚胎有致畸或杀胚胎作用并不代表在人类的应用中也会重蹈动物实验的覆辙，也有可能人比动物对药物的耐受性强，不受药物的影响；或许是在一定条件下才会威胁到胎儿或对胎儿的危害只是一个小概率事件。但毕竟其风险大于妊娠 A 级和 B 级药物，不是在非常必要的情况下医生一般不会建议在妊娠期间使用这类药物。在乙肝抗病毒药物中，阿德福韦酯和恩替卡韦都属于妊娠期安全程度 C 级的药物。

妊娠 D 级药物是临床已有资料证实药物对胎儿有危害，但治疗孕妇疾病的疗效肯定，又无可替代的药物。在妇女生命和疾病治疗更重要的情况下，可选择使用 D 级药物治疗，而放弃对胎儿的保护。

妊娠 X 级药物是已经证实药物对胎儿有危害，而且其副作用在妊娠期也有可能对孕妇本身造成危害，因此妊娠期间禁用。例如干扰素，已经证实其具有抗增殖作用，而且有发热、抑制骨髓等许多不良反应，这些不良反应对妊娠妇女本身也是有害的，因此不适合在妊娠期间使用。

15 拉米夫定用于乙肝母婴阻断的疗效和安全性如何？

使用抗病毒药物阻断病毒的母婴传播最初主要用于艾滋病妇女，其中拉米夫定在艾滋病妊娠妇女中使用的安全性数据最多。艾滋病妇女在妊娠中晚期使用了包括拉米夫定在内的抗病毒药物，使艾滋病的母婴阻断率明显提高。那么，拉米夫定能不能用于降低乙肝病毒的母婴传播率呢？医生们尚不清楚。

2000 年，葛兰素史克公司发起了乙肝病毒感染孕妇妊娠晚期服用拉米夫定阻断母婴传播的全球多中心临床研究。这项研究初步证明，拉米夫定在妊娠晚期用于母婴阻断是安全的，而且十分有效。从此，越来越多的有关拉米夫定加强乙肝母婴阻断的研究文章逐渐发表。2010 年和 2011 年，有两位医生与他们的同事分别对国内外有关拉米夫定阻断母婴传播的临床试验进行了荟萃分析。他们发现，**妊娠晚期服用拉**

米夫定是安全有效的，可以使母婴阻断失败率降低到 2% 左右，且对胎儿和母亲无明显影响。他们还发现，服用拉米夫定后母婴阻断失败的母亲大多是分娩时血清 HBV DNA 水平仍高于 1×10^5 拷贝／毫升的患者，如果服用拉米夫定能把母亲血清 HBV DNA 水平降到 1×10^5 拷贝／毫升以下，就可以明显提高乙肝的母婴阻断率。这些研究和荟萃分析使医生们对妊娠晚期服用拉米夫定阻断乙肝母婴传播的疗效和安全性有了更清楚的认识，说明拉米夫定能够有效地提高乙肝免疫球蛋白和乙肝疫苗联合免疫的母婴阻断率，而且在妊娠晚期使用比较安全。

但是，妊娠晚期使用拉米夫定的孕妇所生宝宝仍有极少数母婴阻断失败。这是为什么呢？笔者对北京地坛医院母婴阻断失败的病例进行了分析，发现服用拉米夫定的乙肝孕妇所生宝宝母婴阻断失败可能有三个原因：一是治疗时间较晚；二是孕妇体内 HBV DNA 水平太高；三是可能存在妊娠早期或中期的宫内感染。例如笔者见到过 2 例阻断失败的病例：第一例是一位 29 岁的乙肝病毒携带孕妇，她的 HBV DNA 水平很高，是 3.88×10^8 拷贝／毫升，但她到北京地坛医院治疗的时间较晚，已经是妊娠 32 周了。医生建议她使用拉米夫定治疗。在签署知情同意书后，她开始服药。可在怀孕 38 周的时候，孩子就迫不及待地降生了。当时，该孕妇刚刚服了 6 周拉米夫定，血中的 HBV DNA 水平只降到了 1.96×10^6 拷贝／毫升，尽管孩子出生后接种了乙肝疫苗，也注射了乙肝免疫球蛋白，但还是没有抵御来自妈妈血液中高浓度的乙肝病毒。孩子母婴阻断失败，不幸被乙肝病毒感染。第二例患者是一位 32 岁的乙肝孕妇，她体内的乙肝病毒水平更高，HBV DNA 达到 1.01×10^9 拷贝／毫升，且比第一例孕妇吃药更晚，从怀孕的 33 周才开始服用拉米夫定，孩子的出生也提前了，妈妈只服了 6 周药，HBV

DNA 只降到 2.01×10^6 拷贝 / 毫升，而她的宝宝只接种了乙肝疫苗，没有注射乙肝免疫球蛋白，等孩子长到 7 个多月时一检查，才发现已经被乙肝病毒感染。分析这 2 例乙肝孕妇的宝宝母婴阻断失败的原因，主要是孕妇体内的乙肝病毒复制水平太高了，而且使用抗病毒药物的时间太晚了，在 6 周的时间内，拉米夫定很难把这么高的病毒复制水平降低到安全水平。

16 替比夫定用于乙肝母婴阻断的疗效和安全性如何？

　　替比夫定是第一个在上市时就被归为妊娠期安全程度 B 级的抗乙肝病毒药物，而且它的抗病毒效果明显优于拉米夫定。在全球和我国的临床试验中，替比夫定治疗 1 年时有 70% 的患者 HBV DNA 达到了 < 300 拷贝 / 毫升的水平，而拉米夫定只有不到 50% 的患者达到这样的疗效。如果替比夫定能安全地用于乙肝母婴阻断，有可能达到更好的疗效。

　　有了使用拉米夫定阻断母婴传播的临床经验，又有了美国对妊娠期用药安全程度的分级，再加上替比夫定的抗病毒效果，2007 年替比夫定上市以后，许多医生把母婴阻断的目光落到了替比夫定身上。北京地坛医院首先开展了妊娠晚期使用替比夫定母婴阻断的研究，并发表了研究结果。后来，越来越多的研究逐渐开展起来。2012 年 8 月浙江大学第一附属医院对六项妊娠晚期使用替比夫定母婴阻断的研究进行了荟萃分析，六项研究总共包括 306 例服用替比夫定每天 600mg 的乙肝孕妇和 270 例未服药的乙肝孕妇。从出生时对宝宝的检测结果中可以看出，在妊娠晚期服用替比夫定治疗的母亲所生宝宝乙肝病毒表面抗原的阳性率为 8.7%，而未服药的母亲所生的宝宝中有 27.1% 为乙肝病毒表面抗原阳性；出生 6~12 个月再次对宝宝进行检测，服药组母亲所生宝宝只有 0.7% 被确定为乙肝母婴阻断失败，而未服药组母亲所生宝宝的乙肝母婴阻断失败率为 12.2%。这一结果说明，替比夫定在妊娠晚期用于乙肝的母婴阻断有非常好的疗效。

有关替比夫定在妊娠期的安全性一直是医生们关注的问题。因为替比夫定在全球的临床研究中发现有使血清肌酸激酶（英文缩写：CK）升高或导致肌病的风险。在替比夫定治疗 2 年的研究中，有 12.9% 的患者发生 3~4 级 CK 水平升高，而拉米夫定治疗的患者 3~4 级 CK 升高的比率只有 4.4%；在替比夫定治疗 4 年的研究中，大约有 3.1% 的患者出现肌肉疼痛或无力的症状，0.9% 的患者发生肌炎。那么，在妊娠期间会不会发生相似的不良反应呢？会不会对胎儿造成影响呢？替比夫定导致 CK 升高的时间大多发生在治疗 6~12 个月以后，而在妊娠晚期至产后服药的时间仅 4 个月，这样短期的治疗一般对 CK 和肌肉的影响不大。所以，从目前看来，替比夫定用于妊娠晚期乙肝病毒的母婴阻断还是比较安全的，很少导致孕妇的 CK 明显升高，更没有导致孕妇发生肌病的报道。但由于替比夫定上市的时间较晚，且没有在艾滋病妊娠妇女中使用的经验，妊娠期安全性数据仍较少，还需要更多的数据来证实。

17 替诺福韦酯用于乙肝母婴阻断的疗效和安全性如何?

替诺福韦酯在目前上市的 5 种核苷（酸）类药物中，抗病毒作用最强，耐药率最低，对拉米夫定耐药或其他抗病毒药物治疗效果欠佳的患者都有效。因此被称为"高效、低耐药"的抗病毒药物。替诺福韦酯属于妊娠期安全程度 B 级药物，在艾滋病妊娠妇女中有较多的安全性数据，被推荐用于艾滋病的母婴阻断。但由于它被批准用于治疗慢性乙型肝炎的时间较晚，在乙型肝炎妊娠妇女中应用的安全性数据较少。

几项小样本研究的结果显示，替诺福韦酯可以有效地降低乙肝病毒感染母亲血中 HBV DNA 水平，未观察到与药物相关的对母亲和胎儿不良影响，而且可以有效地降低乙肝病毒的母婴传播。最近，我国在新英格兰医学杂志上发表的一篇随机对照研究显示，100 例 HBV DNA $> 2 \times 10^5$ IU/ml 的母亲在妊娠 30~32 周开始服用替诺福韦酯，所生婴儿无 1 例感染乙肝病毒，而 100 例对照组母亲所生的婴儿中有 7% 母婴阻断失败；两组新生儿出生缺陷无差异，也未观察到对母亲和胎儿的明显影响。

长期服用替诺福韦酯可能会影响肾小管功能，导致血磷降低。妊娠晚期服用替诺福韦酯加强乙肝母婴阻断，由于服药的时间较短，且胎儿的骨骼基本发育完善，从理论上讲可能影响不大，但还需要更多的研究数据证实。服用替诺福韦酯治疗的妊娠妇女在治疗期间应该注意监测肾功能和血磷。

18 抗病毒药物用于乙肝母婴阻断是否得到全球公认？

经过十多年的努力，妊娠晚期抗病毒药物治疗用于乙肝母婴阻断已经得到了越来越多专家的肯定。

2009 年，妊娠晚期服用拉米夫定进行乙肝母婴阻断首先出现在欧洲的乙肝治疗指南中。在当时欧洲的乙肝治疗指南中有关妊娠妇女用药部分写道："在艾滋病病毒感染的妊娠妇女中，使用替诺福韦酯和（或）拉米夫定或恩曲他滨已经有了较多的安全性数据。最近有一些报告提示，乙肝病毒感染的高病毒复制水平孕妇在妊娠晚期使用拉米夫定，同时在新生儿出生后使用乙肝免疫球蛋白 + 乙肝疫苗联合免疫，可减少乙肝病毒的宫内感染。"

2010 年 11 月，笔者参加了美国的肝病年会。在会上美国西达赛奈医疗中心的特雷姆（Tram）教授提出了乙肝孕妇生宝宝时母婴阻断的路线图，提倡高病毒复制水平的乙肝孕妇在妊娠晚期服用抗病毒药物以加强乙肝母婴阻断的效果（图 3–10）。

2010 年底，美国一家有关乙型肝炎综述杂志的网站对乙肝十大新闻进行了评选，乙肝妊娠妇女抗病毒治疗阻断母婴传播被评为 2010 年乙肝十大新闻之首。乙型肝炎项目经理克莉丝汀女士在新闻评论中写道："乙肝妊娠妇女抗病毒治疗阻断乙肝母婴传播很给力。随着乙肝抗病毒药物的研究，这些药物在乙肝病毒感染妊娠妇女中的安全性逐渐被肯定。一些抗病毒药物可降低母体内的病毒载量，因此可降低乙肝母婴传播的风险。许多高病毒载量的乙肝病毒感染母亲所生的孩子尽管在出生后立即进行了免疫接种，但仍被母亲体内的乙肝病毒感染。在艾滋病感染的妊娠女性中，抗病毒药物已经被证明是安全有效的。现在，中国和美国的研究人员已经在乙肝病毒感染的妊娠妇女中试用替比夫定和替诺福韦酯，经过治疗的妊娠妇女所生婴儿出生后乙肝病毒的感染率仅为4%，明显低于未用药的母亲所生婴儿23%的感染率"。

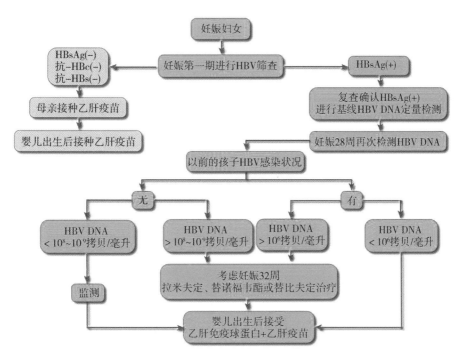

Tran TT. Cleve Clin J Med, 2009,76 Suppl 3:S25–9.

图 3-10 美国特雷姆教授提出的妊娠妇女乙肝母婴阻断路线图

2011 年 2 月在泰国曼谷召开的第 21 届亚太肝脏研究学会（APASL）年会上，香港的南希·梁教授谈到："当前的乙肝免疫球蛋白 + 乙肝疫苗联合免疫的阻断方法对于高病毒载量的乙肝病毒感染孕妇仍存在一定发生母婴传播的风险，越来越多的学者支持将拉米夫定、替比夫定和替诺福韦酯用于预防母婴传播写入乙肝指南的适应证中"。

2012 年 2 月，第 22 届亚太地区肝病年会在我国台湾地区举行。会议上，妊娠期抗病毒治疗再次成为专家们讨论的热点。在这届会议上，亚太地区乙肝治疗被再次更新。指南中妊娠妇女用药部分肯定了拉米夫定用于母婴阻断的效果，同时也提到替比夫定的母婴阻断研究和替诺福韦酯在妊娠期的安全性。最后，指南写道："这些研究显示，对于乙肝高病毒载量的孕妇，妊娠晚期抗病毒治疗可以在新生儿出生后主动 + 被动联合免疫的基础上进一步降低围产期母婴传播的风险。然而，孕妇用药的指征、药物选择和治疗时间尚待进一步研究"。

仅仅相隔 2 个月，2012 年 4 月欧洲肝病年会发布的《慢性乙型肝炎病毒感染管理临床应用指南》对妊娠期抗病毒治疗进行了有史以来最详细的阐述。欧洲肝病学会的指南中指出："乙肝的围产期母婴传播一般推荐新生儿使用乙肝免疫球蛋白和乙肝疫苗的主动 + 被动联合免疫方法，因为这种传播主要发生在分娩的时候。然而这种阻断方法不能有效地预防高病毒复制水平（HBV DNA $> 10^6 \sim 10^7 IU/ml$）、e 抗原阳性孕妇的母婴传播，这些孕妇乙肝母婴传播的风险仍 $> 10\%$。使用核苷（酸）类药物降低孕妇的 HBV DNA 水平可增加乙肝免疫球蛋白 + 乙肝疫苗的阻断效果。应当告知这些高病毒载量的乙肝病毒感染孕妇服用核苷（酸）类药物可以提高乙肝免疫球蛋白 + 乙肝疫苗联合免疫的阻断效果"。

2015 年 10 月，高病毒载量的乙肝病毒感染母亲在妊娠晚期使用抗病毒药物加强乙肝母婴阻断终于写入我国 2015 年版《慢性乙型肝炎防治指南》。

19 妊娠晚期选择哪种抗病毒药物母婴阻断疗效更好？

大家已经知道，目前有三种抗乙肝病毒药物可以在妊娠晚期用于乙肝病毒母婴阻断：**拉米夫定、替比夫定和替诺福韦酯。在没有耐药的情况下选择其中任何一种都是可以的。**

拉米夫定的优点在于其上市时间最早，安全性数据最多，甚至还有哺乳期的安全性数据。它在三种抗乙肝病毒药物中，其抗病毒疗效是最弱的，因此有可能因乙肝孕妇血清中 HBV DNA 水平太高或服药时间太短，不能将孕妇体内的 HBV DNA 降到满意的水平，导致宝宝母婴阻断失败。

替比夫定的优点在于其抗病毒作用较强，因此服用替比夫定母婴阻断的效果有可能高于服用拉米夫定的乙肝孕妇。但它上市时间较短，且无抗艾滋病病毒的作用，不像拉米夫定和替诺福韦酯已经在艾滋病病毒感染的妊娠妇女中广泛应用，因此其安全性数据最少。另外，替比夫定也缺少哺乳期安全性的数据。有人可能担心替比夫定导致母亲 CK 升高和肌病的副作用，但这些副作用一般发生在用药半年以后，妊娠期间短期应用一般不会发生。

替诺福韦酯的优点在于其抗病毒作用最强，母婴阻断效果好，而且很少发生耐药，在艾滋病病毒感染的妊娠妇女中已经有了较多的安全性数据，但有关乙肝母婴阻断的研究尚少，还需要更多的临床研究。替诺福韦酯与拉米夫定、替比夫定无交叉耐药性，可用于对拉米夫定或替比夫定耐药的患者。但替诺福韦酯有潜在的肾毒性，可以引起血磷降低，这可能使人们对其在妊娠妇女中的安全性有所担心。但其肾损害和对血磷的影响一般发生在长期用药的患者中，妊娠晚期母婴阻断使用的时间较短，推测可能影响不大。

上述三种药物各有利弊，乙肝孕妇可以根据自己的情况在医生的指导下选择适当的药物进行母婴阻断。

20 如何掌握抗病毒药物母婴阻断的指征及用药时间？

乙肝孕妇在什么情况下建议使用抗乙肝病毒药物进行母婴阻断？妊娠后什么时间开始服药？产后什么时间可以停药？这些问题都是医生和乙肝孕妇十分关注的。

谁该用药（用药指征）？

肝功能正常的乙肝病毒携带（免疫耐受期）女性在怀孕期间应该检测 HBV DNA，HBV DNA 水平与乙肝病毒宫内感染及母婴阻断失败有关。根据以往的研究，HBV DNA $> 10^6$~10^7IU/ml 或 $> 10^7$ 拷贝 / 毫升的乙肝孕妇所生宝宝的母婴阻断失败的风险较大。因此，我国 2015 年版《慢性乙型肝炎防治指南》指出："HBV DNA 水平是影响 HBV 母婴传播的最关键因素。HBV DNA 水平较高（＞ 10^6 IU/ml）母亲的新生儿更易发生母婴传播。近年有研究显示，对这部分母亲在妊娠中后期应用口服抗病毒药物，可使孕妇产前血清中 HBV DNA 水平降低，进一步提高新生儿的母婴阻断成功率。"

尽管国内外的乙肝管理指南均建议高病毒载量的乙肝病毒感染母亲在妊娠晚期服用抗病毒药物加强母婴阻断，但并不像新生儿使用乙肝免疫球蛋白＋乙肝疫苗联合免疫那样作为强烈推荐。新生儿使用乙肝免疫球蛋白＋乙肝疫苗联合免疫可以阻断 95% 以上乙肝妈妈的母婴传播，高病毒复制的乙肝妈妈母婴阻断率也可以达到 80% 左右。也就是说，妊娠晚期未用抗病毒药物的乙肝妈妈并不会都阻断失败，而使用了抗病毒药物的妈妈也有 0.7%~2% 可能阻断失败。因此，对于高病毒载量的乙肝病毒感染母亲是否选择妊娠晚期服用抗病毒药物应自己权衡。如果更多地担心自己孩子因母婴传播而感染乙肝，则可以选择在妊娠晚期用药；如果更多地担心药物对胎儿的安全、药物的副作用、停药反弹和病毒耐药等因素，则可以不选择妊娠晚期服药。不要把这种选择作为一种思想负担，影响妊娠期的情绪和生活。

何时用药（用药时间）？

抗病毒药物加强乙肝母婴阻断的用药时间，在拉米夫定妊娠期母婴阻断的临床试验时，考虑到妊娠 28 周以后胎儿在母体内的发育已经基本完善，不会出现严重的发育异常，因此试验规定在妊娠 28 周以后开始服用拉米夫定。在以后的临床应用中，美国特雷姆教授提出的乙肝妊娠妇女母婴阻断的路线图建议在妊娠 32 周开始服用；而我国的一些医生认为用药越早，抗病毒效果越好，母婴阻断率也越高，因此把用药时间提前到妊娠 20 周或 24 周；甚至还有一些医生向艾滋病感染母亲的母婴阻断抗病毒治疗时间看齐，建议乙肝孕妇从妊娠14 周就开始使用。我国 2015 年版《慢性乙型肝炎防治指南》推荐："妊娠中后期如果检测 HBV DNA 载量 $> 2 \times 10^6 IU/ml$，在与患者充分沟通、知情同意基础上，可于妊娠第 24~28 周开始给予替诺福韦酯、替比夫定或拉米夫定。"

　　笔者认为，特雷姆教授建议的妊娠 32 周开始服用抗病毒药物有些过晚，因为大多数孕妇在妊娠 40 周前就可能分娩，有些甚至会发生早产，而血清 HBV DNA 高复制水平的乙肝孕妇仅仅服用不到 8 周的抗病毒药，尤其是拉米夫定，很难把病毒降到理想的水平，容易造成母婴阻断失败，失去了抗病毒治疗的意义。而乙肝孕妇过早服用也不太合适，其原因有以下几点：①过早服药增加了胎儿在子宫内接触药物的风险；②这些孕妇在妊娠前都属于免疫耐受期的乙肝病毒携带者，不用抗病毒治疗，在产后她们大多愿意停药，服药时间较长可能造成产后停药困难；③乙肝病毒的宫内感染绝大多数发生在妊娠晚期，没有必要过早服药。因此笔者认为，建议需要服药的乙肝孕妇开始治疗的时间最好在妊娠 28 周 ± 4 周（24~32 周）。

何时停药（停药时间）？

　　在妊娠晚期拉米夫定阻断母婴传播的临床试验中把停用抗病毒药物的时间规定在产后 42 天。笔者认为这个停药时间比较科学。因为停用抗病毒药物以后，HBV DNA 肯定会发生反弹。母亲在产后第一个月内（坐月子期间）体质是比较虚弱的，免疫力是低下的，如果产后立即停药，有可能随着 HBV DNA 的反弹，出现肝功能指标升高。产后 42 天，产妇一般要到医院复查。这时产妇的体质已明显恢复，再经过医生对产后妇女的全面检查，并根据产妇孕前的病情和本人在产后抗病毒治疗的意愿，可以在医生的指导下决定停药或继续用药。2012 年欧洲肝病年会的乙肝指南中推荐服用抗病毒药物母婴阻断的母亲可以在产后 3 个月内停药。我国 2015 年版《慢性乙型肝炎防治指南》推荐："于产后 1~3 个月停药，并加强随访和监测。停药后可以母乳喂养。"

综合上述内容：乙肝病毒感染的育龄女性，如果肝功能正常可以怀孕，孕前不要盲目治疗；孕期监测肝功能和 HBV DNA，若 HBV DNA > 10^6IU/ml，采用常规乙肝疫苗联合乙肝免疫球蛋白的母婴阻断措施仍有一些新生儿感染乙肝病毒，建议在妊娠 28 周 ±4 周开始服用替诺福韦酯、替比夫定或拉米夫定抗病毒治疗，产后 1~3 个月内停药（图 3-11）。但血清 HBV DNA < 10^5IU/ml 的乙肝病毒感染孕妇不必要在孕期服用抗病毒药物。

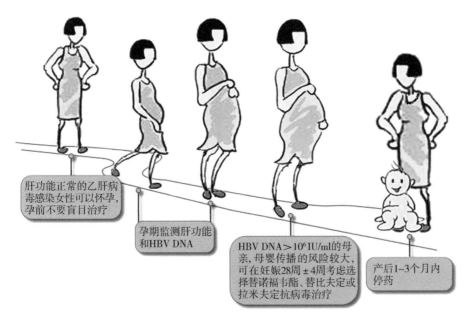

肝功能正常的乙肝病毒感染女性可以怀孕，孕前不要盲目治疗

孕期监测肝功能和HBV DNA

HBV DNA>10^6IU/ml的母亲，母婴传播的风险较大，可在妊娠28周±4周考虑选择替诺福韦酯、替比夫定或拉米夫定抗病毒治疗

产后1~3个月内停药

图 3-11　抗病毒药物母婴阻断的指征及用药时间

21 使用抗病毒药物母婴阻断
停药后会不会导致乙肝发病?

乙肝孕妇在决定使用抗病毒药物母婴阻断之前,除了前面所提到的担心胎儿安全、药物副作用和病毒耐药以外,还常常担心服用核苷(酸)类药物后会不会导致以后不能停药,或者停药后反弹造成原本肝功能正常的乙肝妈妈发病。

乙肝孕妇产后停药肯定会造成病毒复制反弹,导致 HBV DNA 再次升高到治疗前的水平。这是因为病毒失去药物的抑制作用,再次疯狂复制所致。但大多数乙肝妈妈在停药后尽管 HBV DNA 反弹,肝功能仍可保持在正常水平,与产前乙肝病毒携带状况一样,只有少数乙肝妈妈出现肝功能异常。根据目前的临床研究显示,服用拉米夫定、替比夫定或替诺福韦酯加强乙肝母婴阻断的母亲,产后大约有 45% 在停药后 ALT 升高,10%~29% 在停药后 ALT 升高超过正常值上限 2 倍;而孕期未服用抗病毒药物的母亲也有 30%~33% 在产后发生 ALT 升高。新加坡有研究显示,有 50% 以上未经治疗的乙肝病毒感染母亲产后 ALT 升高。因此,**服用核苷(酸)类药物母婴阻断的乙肝妈妈停药后肝功能异常的原因是否与停药后 HBV DNA 反弹有关尚不能肯定。**但是,无论产后肝功能异常是否与停药有关,在停药后都需要加强监测,对于肝功能异常者,在排除其他原因后,经休息和保肝药物治疗仍不能好转者,建议开始抗病毒治疗。

22 免疫耐受期的乙肝病毒携带者是否能先降病毒后怀孕?

　　一些免疫耐受期肝功能正常的乙肝病毒携带女性因为发现自己 HBV DNA 水平较高，害怕乙肝母婴阻断失败，于是在孕前就开始服用抗病毒药物治疗，试图把 HBV DNA 降到"正常"，然后再停药怀孕。但是，她们失败了。尽管服药时 HBV DNA 下降到 < 500 拷贝 / 毫升，但停药后 HBV DNA 立即反弹，反复多次，造成耐药，甚至导致肝功能异常。也有些人选择了使用干扰素治疗，但往往以失败告终。这是为什么呢？

　　在肝功能正常的情况下，机体的免疫系统对乙肝病毒常常处于"免疫耐受"状态，机体的免疫系统不能"认识"病毒，常常与病毒"和平共处"。在这个时候，肝脏损伤很轻微，不影响妊娠。而此时应用抗病毒药物，尽管可以使病毒暂时停止复制，但很难使机体免疫系统发生清除病毒的免疫反应，停药后病毒则会再度疯狂复制，因此常常疗效欠佳，而且不能停药。不仅如此，病毒长期与药物接触，常常会"想"出变异的办法抵抗药物对它们的攻击，造成耐药，使以后需要治疗时的药物选择更加困难。更重要的是，在不能停药的情况下怀孕，增加了胎儿在母亲子宫内与药物暴露所造成的风险。因此，免疫耐受期肝功能正常的乙肝病毒携带者不是我国《慢性乙型肝炎防治指南》中所推荐的抗病毒治疗适应证，**肝功能正常的乙肝病毒携带女性**

不用治疗，可以生育，孕前不要盲目治疗；在孕期监测肝功能和 HBV DNA，如果孕期 HBV DNA > 10^6 IU/ml，母婴传播的风险较大，可在妊娠 28 周 ±4 周选择拉米夫定、替比夫定或替诺福韦酯抗病毒治疗，产后 1~3 个月内酌情停药。

23 肝功能异常的乙肝病毒感染女性怀孕有何风险？

　　肝功能异常的乙肝病毒感染女性怀孕有很大的风险。国内外有许多研究显示，肝功能异常的乙肝女性妊娠期不仅容易发生糖尿病、高血压、贫血、产后出血等妊娠并发症，而且早产、新生儿窒息、低体重儿的发生率也明显高于肝功能正常的乙肝病毒携带女性。这是因为妊娠期新陈代谢旺盛，营养物质消耗多，胎儿的代谢和解毒作用依靠母体肝脏完成，导致肝脏负担加重，合成蛋白质和糖代谢的能力均明显降低，对胎儿的发育不利。另一方面，肝脏是制造凝血因子的场所，肝功能异常，血小板减少，凝血因子的合成减少，凝血机制障碍，容易造成产后出血；妊娠期肝脏对一些不利于胎儿生长发育的激素代谢能力下降，胆汁代谢障碍，这些激素刺激子宫，或胆汁淤积于胎盘，可促使子宫收缩，或导致胎儿宫内缺氧。更危险的是，由于妊娠期肝脏负担增加，肝功能异常的乙肝病毒感染孕妇更容易发生肝病加重，甚至发生重型肝炎，危及母亲和胎儿的生命。因此，**肝功能异常的乙肝病毒感染女性应该先治疗，待肝功能恢复正常后再怀孕。**

乙肝女性发展到肝硬化后怀孕的风险比在慢性肝炎阶段明显增大。由于肝功能异常，肝脏凝血因子产生减少，脾大的患者血小板减少，这都可能增加产后出血的风险。有肝硬化门静脉高压的患者出血的风险就更大了，妊娠期间腹腔压力加大，可使门静脉压力进一步增高，发生上消化道出血。肝脏合成白蛋白等营养物质的能力下降，妊娠期间低白蛋白、贫血的发生率也会增高。肝脏对糖代谢能力减弱，妊娠糖尿病发生的风险增加。肝脏对许多激素及血管活性物质的灭活减少，妊娠高血压发生的风险增加；肝病患者白细胞减少，免疫力下降，产后感染的风险也会增加。因此，有肝硬化的乙肝准妈妈生育要十分慎重，应进一步做血常规、凝血酶原时间、胃镜等检查，评估妊娠和生育的风险，权衡利弊后再决定是否生育。如果在肝硬化的基础上有肝功能异常和乙肝病毒的复制，则应该使用拉米夫定、替比夫定或替诺福韦酯抗病毒治疗，待肝功能恢复正常后再经过医生评估，认为可以怀孕时再怀孕。

24 肝功能异常的乙肝病毒感染女性能抗病毒治疗吗？

乙肝病毒感染的女性在怀孕前应进行乙肝病毒相关检测和肝功能检查。如果肝功能异常，应该先治疗，等肝功能恢复正常后再怀孕。

慢性乙型肝炎的治疗包括保肝降酶治疗和抗病毒治疗。孕前女性轻度或偶发性肝功能异常可以先服用保肝降酶药治疗，如：甘草酸类药物、垂盆草冲剂、护肝片等中成药，待肝功能恢复正常后不要马上停药，慢慢减量，逐渐停药。停药后观察 1 个月未复发，则可以备孕。如保肝降酶药物治疗无效，或 ALT 反复升高大于正常值上限 2 倍，或有明显的肝纤维化表现，则应该和其他乙肝患者一样按照我国的《慢性乙型肝炎防治指南》推荐的抗病毒治疗方案进行抗病毒治疗。若不治疗，则可能导致肝功能长期异常，逐渐加重肝脏纤维化，增加肝硬化和肝病进展的风险。

我国的《慢性乙型肝炎防治指南》和亚太地区的乙肝治疗指南均推荐未怀孕的育龄妇女若有治疗适应证，可应用干扰素或核苷（酸）类药物治疗，但在治疗期间应采取可靠措施避孕。这是因为干扰素不仅具有较多的副作用，对妊娠有明显影响，而且有抗细胞增殖作用，可能影响胎儿发育；而核苷（酸）类药物在孕早期乃至整个孕期使用，胎儿在母亲子宫内长期暴露药物的安全性数据尚少，应尽量避免。

但是，干扰素抗病毒疗效有限，只有不到 1/3 的女性可能使用干扰素治疗成功后停药怀孕，2/3 以上的女性有可能因为疗效不佳或干扰素的副作用导致治疗失败。而核苷（酸）类药物需要长期治疗，仅有 20% 的 HBeAg 阳性患者经短期治疗实现 e 抗原血清学转换，12% 达到持续病毒抑制而停药。这就意味着大部分接受治疗的育龄女性有可能需要在治疗期间怀孕。因此，2012 年欧洲肝病协会发布的乙肝指南建议："育龄妇女在乙型肝炎治疗之前就应该对自己的生育做出计划。这些妇女应该了解治疗乙肝的药物在妊娠期间使用的安全性数据。普通干扰素和聚乙二醇干扰素在妊娠期间是禁忌的。拉米夫定、阿德福韦酯和恩替卡韦被美国 FDA 列为妊娠期间安全程度 C 级药物，替比夫定和替诺福韦酯是 B 级药物。这些分类的根据是临床前遗传和生殖毒性的动物实验。恩替卡韦在妊娠期间的安全性尚不知道。抗逆转录酶药物妊娠妇女登记处收集了相当多的艾滋病病毒感染女性接受替诺福韦酯和（或）拉米夫定或恩曲他滨治疗的安全性数据。对于乙肝病毒感染的妇女，替诺福韦酯应该是首选的，因为它不容易导致耐药，且有较多的安全性数据。可能要怀孕的育龄妇女，如果没有发展为慢性肝病，在生育之前谨慎选择抗病毒治疗；如果已经发展为慢性肝病或肝硬化，且将来计划怀孕，可以试用干扰素治疗，因为干扰素的疗程是有限的。在干扰素治疗期间应该采取有效的避孕措施。如果不能使用干扰素治疗或干扰素治疗失败，可以开始核苷（酸）类药物治疗，甚至在将来的妊娠期间。替诺福韦是最适合这些患者选择的药物"。我国 2015 年版《慢性乙型肝炎防治指南》推荐："对于抗病毒治疗期间意外妊娠的患者，若应用的是妊娠 B 级药物（替比夫定或替诺福韦酯）或拉米夫定，在充分沟通、权衡利弊的情况下，可继续治疗；若应用的是恩替卡韦或阿德福韦酯，在充分沟通、权衡利弊的情况下，需换用替诺福韦酯或替比夫定继续治疗，可以继续妊娠。"

近来，北京地坛医院妇产科在全孕期使用拉米夫定或替比夫定治疗的母婴安全性研究已经取得初步成果，已经有上百例"拉米宝宝"和"替比宝宝"出生，还有少数服用替诺福韦酯的妈妈生出了"替诺宝宝"。从我们的研究可以看出，全孕期使用拉米夫定或替比夫定对母亲和胎儿是安全的。相信在不久的将来会有更多的研究结果公布，使乙肝女性在妊娠期得到更安全有效的治疗，并能生出健康的宝宝。

25 乙肝育龄女性的抗病毒治疗药物应如何选择？

将来有怀孕计划的未孕女性如果出现肝病活动（ALT > 80U/L 且 HBV DNA > 10^5 拷贝 / 毫升），也应该和其他慢性乙肝患者一样进行抗病毒治疗。怀孕前治疗药物的选择是非常重要的，笔者在这里举出三个例子。

第一个例子：干扰素治疗成功，停药后生育。

一个乙肝女孩在孕前检查时发现肝功能异常。为了治疗乙肝，女孩和她的丈夫到笔者门诊咨询。由于他们刚刚结婚，年纪较轻，生育可以暂缓，因此笔者推荐女孩用干扰素治疗。在丈夫的鼓励下，乙肝女孩选择了干扰素。半年过去了，女孩的病毒停止复制，"大三阳"也转换成了"小三阳"。女孩又坚持治疗了半年，仍然保持疗效，于是停药。2 年后，乙肝女孩当上了妈妈，抱着宝宝来复查。宝宝的母婴阻断成功，乙肝妈妈体内的病毒自动清除。

干扰素是一种糖蛋白，它并不直接杀伤或抑制病毒，而是通过加强人体自然杀伤细胞的活性，刺激巨噬细胞产生细胞因子，增强人体细胞免疫功能，清除病毒；还可以诱导细胞内产生抗病毒蛋白，抑制病毒复制。在干扰素的作用下，机体免疫系统对感染了乙肝病毒的肝细胞发动攻击，同时创造一个不利于乙肝病毒复制的环境，使肝细胞和乙肝病毒一起凋亡。因此，干扰素不会引起病毒耐药，治疗成功后停药反弹也少见。我国的《慢性乙型肝炎防治指南》、欧洲肝病年会的乙肝指南都推荐近期没有怀孕计划的乙肝女性可以首先选择干扰素治疗。

第二个例子：干扰素治疗失败，换用阿德福韦酯治疗，怀孕前改用拉米夫定生育。

一位从小因母婴传播感染的乙肝女孩，在大学体检时发现肝功能异常，HBV DNA 高达 10^8 拷贝 / 毫升。在家休学，保肝治疗 1 年仍不见好转，当地医生为她选择了干扰素。干扰素治疗了半年，女孩的 HBV DNA 仅仅降低到 10^7 拷贝 / 毫升，肝功能不见好转，还出现了明显的副作用。于是停止了干扰素的治疗，在母亲的陪同下来看笔者的门诊。笔者建议女孩选择核苷（酸）类药物治疗。

干扰素是注射制剂，不良反应较多，疗效有限，大约 2/3 的患者不能达到满意疗效或不能耐受其不良反应，而需要选择核苷（酸）类药物治疗。但是，核苷（酸）类药物没有固定的疗程，仅有 1/4 的患者可能在 5 年内停药，3/4 的患者需要治疗 5 年以上甚至更长时间。笔者考虑到：女孩还在上学，近几年不可能结婚生育，拉米夫定或替比夫定都容易发生耐药，如果现在选择这两种药物，万一几年后女孩仍不能停药，反而发生耐药，结婚生育时就只能选择替诺福韦酯治疗了。而那时，替诺福韦酯尚未在我国上市。因此，女孩的治疗选择最好是阿德福韦酯或恩替卡韦。于是笔者建议女孩选择阿德福韦酯治疗，因为阿德福韦酯与拉米夫定和替比夫定没有交叉耐药性，而且在临床研究中发现其对女性的治疗效果较好，副作用也较小，是乙肝女性生育前核苷（酸）类药物治疗的最佳选择。女孩在阿德福韦酯的治疗下，HBV DNA 很快被抑制，肝功能恢复正常。

几年过去了，女孩逐渐长大、结婚。为了生育，女孩再次来到笔者的诊室。笔者对女孩的疗效进行了评估，发现女孩尽管 HBV DNA 一直保持在＜ 500 拷贝 / 毫升，肝功能保持正常，但她仍属于 e 抗原阳性的"大三阳"，因此仍然不能停药。为了生育，权衡利弊后笔者建议她换用拉米夫定。换用拉米夫定后，她很快怀孕，1 年后成功生育，母子健康。产后女孩仍继续服用拉米夫定，又过了 1 年，女孩转成"小三阳"，巩固治疗 1 年后，女孩成功停药。

第三个例子：多重药物耐药，选择替诺福韦酯治疗并生育。

一位乙肝女孩曾用干扰素和拉米夫定治疗，因为干扰素治疗失败，拉米夫定耐药，改用阿德福韦酯治疗。但病毒像是专和这个女孩作对一样，阿德福韦酯治疗一段时间病毒仍然复制。女孩非常着急，希望能把乙肝治好后生育。她到处求医，看过许多医生，先后用过恩替卡韦、替比夫定，均无明显疗效，检测病毒基因序列，发现她体内的乙肝病毒有多个耐药位点发生了变异。女孩年龄较大，希望早些生育，但又不能停药，于是来到笔者门诊咨询。笔者建议她换用替诺福韦酯后生育。她接受了笔者的建议，换用替诺福韦酯后，女孩的病毒停止了复制。在替诺福韦酯的治疗下，女孩的病情平稳，1 年后成功生育。

替比夫定与拉米夫定有交叉耐药位点，换用替比夫定常常是无效的。恩替卡韦的耐药率较低，需要在拉米夫定耐药位点突变后再有两个耐药位点发生变异才会耐药。但对于已经发生拉米夫定耐药的患者，恩替卡韦则容易导致耐药了。因此，对于这种多重耐药的患者应该选择与拉米夫定无交叉耐药性的药物治疗，如阿德福韦酯或替诺福韦酯。阿德福韦酯抗病毒作用较弱，拉米夫定耐药后单药序贯治疗往往疗效较差，且容易耐药。而且，阿德福韦酯属于妊娠安全程度 C 级药物，妊娠期间不建议使用。替诺福韦酯属于妊娠安全程度 B 级药物，抗病毒作用强，且与拉米夫定无交叉耐药性，因此推荐女孩选择该药。

综上所述，**乙肝育龄女性在结婚后应尽早考虑生育问题，尽量在肝功能正常时生育**，并根据孕期 HBV DNA 水平采用不同的乙肝母婴阻断策略。如果在结婚前或计划生育前已经发病，则需要治疗。保肝治疗无效者应该果断选择抗病毒治疗，以免肝病进展或影响将来生育。近期不准备怀孕者，或先选择干扰素治疗，也可以选择阿德福韦酯、恩替卡韦或替诺福韦酯治疗；近期准备怀孕者，可选择拉米夫定、替比夫定或替诺福韦酯治疗，并在知情同意后边治疗边生育（图 3–12）。

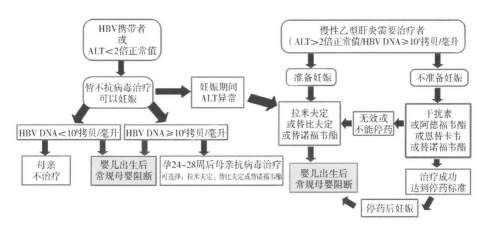

图 3-12　乙肝育龄女性抗病毒治疗策略

26 乙肝女性在药物治疗期间意外怀孕怎么办？

我国及各国的乙肝指南均建议乙肝女性在药物治疗期间应该注意避孕，这是因为需要治疗的乙肝女性其疾病是否适合怀孕还没有经过医生的评估，而且药物有可能对母亲和胎儿造成不利的影响。但是，常有乙肝女性在治疗期间意外怀孕的事件发生。在这种情况下，乙肝妈妈常常纠结肚子里宝宝的去留问题。许多妈妈会考虑到治疗药物对胎儿的影响，忍痛割爱，人工流产。但实际上，意外怀孕时我们不仅要考虑到药物对胎儿的影响，还要考虑到人工流产的风险和对母亲将来生育的影响。

　　母亲的治疗药物往往可以透过胎盘，影响胎儿，这种情况在医学上称为胎儿在子宫内的"药物暴露"。药物对胎儿的影响大致分为以下四个方面：

①导致胎停育或自然流产；
②影响胎儿发育，导致胎儿发育迟缓；
③导致胎儿畸形和遗传性缺陷；
④引起妊娠并发症，影响母亲和胎儿的健康。

　　对于这四方面的影响，只有导致胎儿畸形和遗传性缺陷的情况应该流产，其他三种情况只要发现怀孕后立即停止治疗药物即可。因为如果可能导致流产的药物在目前没有发生流产时立即停药，药物则很快从体内排泄，不会再导致流产了；停用了影响胎儿生长发育的药物，胎儿就会正常发育；妊娠高血压、糖尿病等并发症大多发生在妊娠晚期，孕早期停药则不会造成明显影响。药物对胎儿的影响一般与胎儿在子宫内"药物暴露"的时间长短有关。母亲用药时间越长，胎儿在子宫内"药物暴露"的时间越久，对胎儿的影响也越大。因此，除非是那些可能导致胎儿畸形和遗传性缺陷的药物，大多数情况下母亲发现怀孕后马上停药或改变治疗方案，则不会造成明显影响。有人也会担心药物在体内积蓄作用造成的影响。其实，看看药品说明书即可明白，药品的半衰期往往不超过 1 天，药品在 5 个半衰期后就会从体内完全清除；而且，随着停药后时间的延长，药物在体内的浓度逐渐降低，透过胎盘的药物也逐渐减少，对胎儿的影响也微乎其微了。

有一次，一位患者在服用恩替卡韦期间意外怀孕。但她非常想保留这个孩子，又担心药物对孩子的影响，于是来信问笔者。笔者建议她立即换用妊娠期间安全程度 B 级的药物替比夫定。但她仍不放心，到搜狐微博中 @游川医生："游川医生您好，我是乙肝患者。服用恩替卡韦期间意外怀孕，蔡医生建议我换成替比夫定继续怀孕。我 7 月 18 日末次月经，8 月 15 号已经换成替比夫定，请问这会对胎儿有影响吗？由于恩替卡韦有致动物畸形的说法，我这个孩子能要吗？多谢了。"游川医生是北京妇产医院的主任医生，她在微博中回答说："孕周是从末次月经第一天开始算的。在妊娠第一个月里，受精卵一般还没有着床，这时候服药的话，带来的影响是全或无的概念，也就是说要么流产或怀不上宝宝，要么就没有影响。如果你没有流产，则影响不大。所以，不要太纠结了。"笔者认为游川医生的回答特别好。

在干扰素治疗期间怀孕的情况也不少。由于干扰素有明确的抗生殖和抑制蛋白质合成作用，医生往往建议乙肝孕妇流产。为此，笔者多次检索美国国立医学图书馆生物医学文献数据库（PubMed）和药物不良反应周刊数据库（Reactions Weekly），检索女性在干扰素治疗期间怀孕且未停药对胎儿的影响，发现干扰素对胎儿的影响主要是引起流产、胎儿发育迟缓、低体重儿等，没有检索到一例引起胎儿畸形的报道。因此可以看出，干扰素对胎儿的影响主要是导致胎儿发育迟缓。这主要是干扰素的抗增殖作用导致的。另外，干扰素的副作用较多，可引起孕妇发热、白细胞减少、甲状腺异常等，在治疗期间怀孕对胎儿生长发育也会有影响。但在发现妊娠后立即停药，且孕妇的身体没有明显不适，也不一定都要选择人工流产。

其他药物治疗也是同理。有一次，笔者收到两位患者的来信，告诉笔者说：她们因肝功能异常，分别服用或静脉输注了甘草酸类药物治疗，结果意外怀孕。她们看到药品说明书上写着"妊娠期间不宜使用"，非常担心，于是来信问笔者。笔者建议她们停用甘草酸类药物，继续妊娠。她们仍然非常担心，于是笔者又进行了详细的解释。笔者告诉她们：甘草酸类药物有引起糖尿病、高血压和水肿的副作用，而妊娠也可以导致糖尿病、高血压和水肿。因此，妊娠期间慎用甘草酸类药物治疗。但妊娠期间的糖尿病、高血压和水肿一般发生在妊娠的中晚期，妊娠初期短期使用不会有明显影响。如果在妊娠期间发生明显的肝功能异常，在必要时也可以权衡利弊适当使用甘草酸类药物治疗。还有一次，一位患者服用六味能消胶囊治疗腹胀和便秘，服药期间意外怀孕。她看了看说明书，说明书上写着："孕妇及哺乳期妇女忌用。"于是非常担心药物会影响胎儿。笔者帮她查了查六味能消胶囊的说明书，该药的主要成分是：大黄、诃子、干姜、藏木香、碱花、寒水石，用中医的话来说，药性比较寒凉，容易导致腹泻。妊娠期服用，腹泻严重可诱发流产。哺乳期服用，可能导致婴儿腹泻。所以，笔者告诉她：只要现在没有造成流产，你以后不要再吃了就"OK"了。北京大学第一医院妇产科主任杨慧霞主任曾经说过："真正有致畸作用的药还是有限的。"主要是一些抗肿瘤药、抗癫痫药和抗精神病药，另外还有华法林、他巴唑、四环素、氨基糖苷类抗生素、异维A酸、沙利度胺等。

必须强调，在任何药物治疗期间女性都应特别注意避孕，需要怀孕的女性应该在医生指导下权衡利弊，选择停药或妊娠期间比较安全的药物治疗再怀孕，避免药物对胎儿的影响，也避免人工流产对母亲生育的影响。但如果意外怀孕，在国外只要药物对胎儿的影响不确定，很少有医生建议孕妇做人工流产。而在我国，可能是计划生育的原因，人们大多希望优生优育，因此特别害怕药物对胎儿的伤害，无论服用什么药物治疗，大多选择人工中止妊娠。其实这种选择很有可能适得其反。流产有可能导致子宫损伤，造成严重并发症；流产造成的输卵管阻塞是女性不孕症的主要原因。流产造成生育延迟，而孕妇年龄越大，生育能力越低，35 岁女性的生育能力仅为 25 岁女性的 50%，38 岁则降低到 25%，40 岁降低到 10%，42 岁女性即使月经正常其生育能力也只有 25 岁女性的 2%；年龄越大，胎儿的异常率也越高，25 岁以下的孕妇中染色体异常发生的风险为 1/1185，而 35 岁时则高达 1/335。另外，流产及流产药物对身体健康也有一定的影响，尤其是乙肝病毒感染的女性，流产及流产药物常常导致肝功能异常，乙肝活动，肝病进展，这对以后生育的影响就更大了。因此，尚未生育的乙肝女性在药物治疗过程中意外怀孕，不要仅考虑药物对胎儿的影响，还要充分考虑到患者的生育年龄、流产的风险和对将来生育的影响，权衡利弊后再为腹中胎儿的命运作出选择，千万不要盲目流产。

27 孕期服用抗病毒药物应注意什么？

妊娠期安全程度 B 级药物是在动物实验中证实对胚胎没有危害，

但临床研究未能证实或无临床验证资料。提示在动物实验中未证实药物有致畸作用，在人类还缺乏足够的评估或正在进行的一些研究包含的妊娠病例数量太少不能提供可靠的临床证据。尽管从药品说明书上可以看出，药物在动物生殖毒性和遗传毒性的试验中，使用剂量往往是人体用量的几十倍甚至上百倍，但人与动物毕竟是不同的，在动物身上没有毒性并不等于在人身上肯定没有毒性，B级药物在人类妊娠期的安全性尚需要更多的临床数据才能最后确定。因此，**妊娠期使用这类药物仍要权衡利弊，在有经验的医生指导下使用**，并注意以下几个问题（图3-13）。

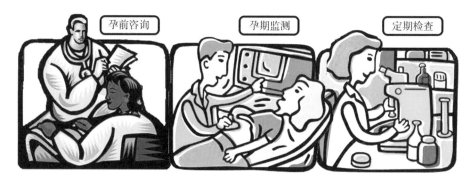

图3-13　乙肝妊娠妇女抗病毒治疗期间应注意的几个问题

（1）孕前（或用药前）咨询、评估和签署妊娠用药知情同意书。有些患者在网上看到别人怀孕时用药没有出现问题，就自己从药店中买来药物乱吃，这是十分错误的。使用抗病毒药物治疗的女性希望怀孕时，应在孕前找有经验的肝病专科医生对抗病毒药物的疗效进行评估。如果达到停药标准，可以停药后再怀孕；如果未达到停药标准，则应向医生充分了解孕期用药的风险和必要性，然后再决定是否怀孕；决定一边治疗一边怀孕后，应签署妊娠用药知情同意书，并在医生的指导下用药。

（2）监测不良反应。尽管拉米夫定、替比夫定和替诺福韦酯这三种抗乙肝病毒的核苷（酸）类药物长期服用很安全，但有时也会发生一些不良反应。替比夫定可以引起肌酸激酶（CK）升高，有时可引起肌肉酸痛、肌无力、周围神经病，严重时可能导致横纹肌溶解症。拉米夫定也有类似报道，但发生率低于替比夫定。因此，用药期间应每3个月进行1次CK检测，如果出现肌肉酸痛、无力、手足麻木等症状应立即到医院检查，请医生帮助诊断。但这种肌肉酸痛、无力、手足麻木症状应与妊娠期低血钙导致的小腿抽筋、手足搐搦相鉴别。替诺福韦酯和阿德福韦酯一样有潜在的肾毒性，可以影响肾小管对磷的重吸收，导致血磷降低，有时也可能导致血钙降低。磷和钙都是骨骼发育所必需的重要元素，血中磷和钙降低容易导致母亲骨质疏松，也有可能影响胎儿的骨骼发育。因此，服用替诺福韦酯治疗期间怀孕应注意监测肾功能和血磷，多吃富含磷和钙的食物，补充含磷维生素（如善存片），防止药物引起的副作用。

（3）监测疗效和耐药。拉米夫定、替比夫定和替诺福韦酯三种药物中，拉米夫定的抗病毒作用最弱，其次是替比夫定，替诺福韦酯抗病毒效果最好；它们治疗第一年HBV DNA的阴转率分别在60%、70%和90%左右，部分患者治疗无效。另外，长期服用拉米夫定或替比夫定有可能诱导病毒变异，导致耐药。拉米夫定治疗第一、二、三、四、五年的耐药率分别为24%、38%、49%、67%和70%；替比夫定的耐药率第一年约4%，第二年约23%，以后的耐药率逐年增加。因此，一旦决定服用拉米夫定或替比夫定怀孕，应在其耐药发生前尽早怀孕，以免孕期发生耐药。服用拉米夫定、替比夫定或替诺福韦酯治疗的孕妇在孕期应每 3 个月检测 1 次 HBV DNA 和肝功能，如果疗效欠佳或发生耐药，应在有经验的肝病专科医生指导下改变治疗方案。

（4）监测胎儿。妊娠期安全程度 B 级药物在动物实验中对妊娠动物是安全的。但人与动物毕竟不同，在动物身上没有毒性并不等于在人身上肯定没有毒性，因此服药怀孕的母亲更应注意对胎儿的监测，如果发现异常，应听从产科医生的意见进行相应处理。需要说明的是：服药期间发生流产、胎停育或胎儿发育异常并不能肯定与药物相关。未服药的普通女性怀孕后也可能发生流产和胎停育，其发生率大约为 10%~20%。而北京地坛医院对服用拉米夫定、替比夫定或替诺福韦酯的孕妇观察结果显示，其流产或胎停育率大约为 8.3%~11.6%，没有高过普通妇女孕早期的流产或胎停育率；一些乙肝女性流产后继续服药，并再次怀孕。说明服药过程中流产或胎停育不一定与药物相关。影响新生儿出生缺陷的因素很多，如：病毒感染、环境污染、药物、遗传因素等。在美国亚特兰大主要城市新生儿先天性缺陷计划中，1989~2003 年所监测到总体新生儿出生缺陷的发生率为 2.72%；得克萨斯出生缺陷登记处 2000~2009 年监测到的新生儿出生缺陷发生率为 4.17%；我国原卫生部 2012 年 9 月发布的《中国出生缺陷防治报告》中估计的我国目前新生儿出生缺陷发生率为 5.6%。表 3-1 是抗逆转录酶药物妊娠登记处 1989 年 1 月 1 日至 2016 年 1 月 31 日监测到乙肝抗病毒药物在孕期联合或单独使用时新生儿出生缺陷的数据。从表 3-1 中可以看出，服用拉米夫定、替诺福韦酯和恩曲他滨的孕妇所生新生儿出生缺陷的发生率没有高于美国普通人群中新生儿出生缺陷的发生率。但这些数据仍是有限的，尚需要更多的数据才能证明其在孕期的安全性。

表 3-1　抗逆转录酶药物妊娠用药登记处抗乙肝病毒药物孕期使用情况及新生儿出生缺陷

处方所含药品	新生儿出生总数	妊娠第一期		妊娠第 二～三期	
		出生缺陷 /出生例数	异常率（95% CI）	出生缺陷 /出生例数	异常率（95% CI）
拉米夫定	11870	143/4589	3.1%（2.6%，3.7%）	207/7281	2.8%（2.5%，3.3%）
替诺福韦酯	4100	61/2779	2.2%（1.7%，2.8%）	27/1321	2.0%（1.3%，3.0%）
恩曲他滨	3155	48/2145	2.2%（1.6%，3.0%）	21/1010	2.1%（1.3%，3.2%）
阿德福韦酯	48	0/48	—	0/0	—
恩替卡韦	60	2/58	—	0/2	—
替比夫定	18	0/10	—	0/8	—

（5）不要随意改变治疗方案。笔者曾经碰到一位乙肝女性在服用拉米夫定治疗过程中怀孕，她既担心停用拉米夫定后自己的疾病恶化，又担心服药伤害腹中的宝宝，擅自决定将拉米夫定减量，改为隔日服药1次。结果不仅导致拉米夫定耐药，而且母婴阻断失败，宝宝被乙肝病毒感染。因此，在怀孕过程中，如果有什么问题应及时向医生咨询，在医生的指导下治疗，千万不要擅自改变治疗方案。

28 怀孕期间出现肝功能异常怎么办？

在怀孕期间由于孕妇体内内分泌变化和肝脏负担加重，大约有25%的乙肝病毒感染者在孕期 HBV DNA 水平增高，大约有10%的 e 抗原阳性母亲在怀孕期间肝功能指标升高。如果怀孕期间出现肝功能异常，应该如何治疗呢？

怀孕期间发生肝功能异常可以选择使用保肝药物治疗。由于我国是病毒性肝炎的高流行国家，以往对乙型和丙型肝炎无有效的抗病毒药物，我国妊娠期肝功能异常是很常见的。当肝功能异常时，我国传统多用保肝药物治疗。如：易善复、护肝片、甘草酸类、联苯双酯、双环醇、水飞蓟类、熊去氧胆酸等。但从疗效方面上看，这些保肝降酶药只能是"治标不治本"，对病毒无抑制作用，仅可以降低氨基转移酶或改善临床症状，部分患者无效，一些患者停药后氨基转移酶再次升高。从安全性方面上说，我国没有对这些保肝降酶药在妊娠期的安全性进行分级，只能参考药品说明书对妊娠期用药的提示。易善复胶囊属于非处方药，我国 SFDA 药品说明书范本的注意事项中写道："不推荐在妊娠或哺乳期间应用本品。"而有些厂家的药品说明书中未明确提示孕妇禁用或慎用，但易善复注射液的药品说明书中写道："注射液中含有苯甲醇，而因为苯甲醇可能穿过胎盘，孕妇应该慎用本品"。护肝片的药品说明书很简单，仅提到不良反应尚不明确，无妊娠用药的提示。联苯双酯 SFDA 药品说明书范本明确规定"孕妇及哺乳期妇女禁用"。双环醇的药品说明书中说："尚无本品对孕妇及哺乳期妇女的研究资料，同其他药物一样，应权衡利弊，谨慎使用"。德国马博士大药厂的水飞蓟素（利加隆）药品说明书中说："本品尚无用于孕妇和哺乳期妇女的经验。因此，孕妇和哺乳期妇女慎用"。熊去氧胆酸（优思弗）的药品说明书中说："通过动物研究发现妊娠早期使用熊去氧胆酸会有胚胎毒性。目前还缺乏人妊娠前 3 个月的实验数据。育龄期的妇女只有在采取了安全的避孕措施后才可以使用熊去氧胆酸胶囊。在开始治疗前，须排除患者正在妊娠。为了安全起见，熊去氧胆酸胶囊不能在妊娠期前 3 个月服用。"甘草酸类药物有糖皮质激素样作用，孕妇不宜使用，许多甘草酸类制剂药品说明书的孕妇及哺乳期妇女用药部分都注明孕妇禁用或慎用。但在临床实践中，许多妊娠期肝功能异常的患者需要药物治疗，医生不得不权衡利弊后使用，目前还没有明确影响胎儿的文献报道，也没有妊娠期用药安全性研究的报道。因此，乙肝女性在孕期出现肝功能异常，应在医生指导下权衡利弊使用。

近年来，核苷（酸）类药物抗乙肝病毒的疗效已得到公认，尤其美国食品和药物管理局对这些药物在妊娠期安全性的分级，使其在妊娠期的安全性比我国的保肝降酶药更加明确。因此，我国的《慢性乙型肝炎防治指南》推荐："妊娠中出现乙型肝炎发作者，视病情程度决定是否给予抗病毒治疗，在充分告知风险、权衡利弊，患者签署知情同意书的情况下，可以使用拉米夫定、替比夫定或替诺福韦酯治疗"。

29 妊娠期间能不能服用中药治疗？

最近，一些乙肝女性肝功能异常需要治疗，但她们害怕抗病毒药物的副作用，一直坚持用中药治疗，认为中药副作用小，还想一边吃中药一边怀孕。我国的中药没有像美国FDA那样把中药都做动物实验，进行妊娠期的安全性分级，因此不能确定这些药物孕期的安全性，而且有许多中药也是不能在怀孕时吃的。笔者下面举几个例子。

一天，笔者收到一位乙肝姑娘的来信，她说她想吃着中药怀孕。笔者回答说：中药太复杂，许多药物也不能在怀孕时吃。她很快回了信，并附上她的中药处方：煅龙骨，煅牡蛎，仙鹤草，莪术，三棱，猫人参，柏子仁，郁金，玫瑰花。笔者看后吓了一跳，莪术和三棱是打胎的中药，怎能在怀孕时吃呢？于是赶快写信告诉了她。

无独有偶，第二天笔者又收到一位备孕乙肝女性的来信，说要吃着中成药澳泰乐胶囊怀孕。笔者上网一查，澳泰乐胶囊的主要成分是：返魂草、郁金、白芍、黄精（蒸）、麦芽，其中郁金有抗早孕的作用。笔者告诉她，孕早期服用澳泰乐胶囊也是不妥的。

为了查个究竟，笔者用金叶天翔的新编临床用药参考软件检索中药材中的注意事项中包括孕妇"慎用"或"禁用"的字段，发现有174味中药是孕妇慎用或禁用的，其中肝病处方中常见的中药有：川芎、丹参、番泻叶、附子、甘遂、红花、厚朴、虎杖、麝香、班蝥等。笔者又用同样的软件检索了中成药中"禁忌"这一项含有"孕妇忌服"的字段，更是大吃一惊，共检索到 2630 种中成药的"禁忌"中注明"孕妇忌服"。因此，笔者提醒大家：**怀孕期间服中药也要慎重，中药在妊娠期间服用并非都是安全的，一定要在有资质的中医医生指导下服用，千万不要自己买来中药或中成药乱服。**

30 剖宫产能降低乙肝的母婴传播率吗？

在没有乙肝疫苗以前，医生们想尽办法减少乙肝的母婴传播。医生们发现，自然分娩产程较长和难产的孕妇所生新生儿乙肝病毒感染率高于生产过程顺利、产程较短的孕妇所生新生儿。推测可能是长时间的宫缩，胎盘绒毛血管破裂，使母亲血液更多地渗透到婴儿体内，导致婴儿感染。同时，医生发现感染丙型肝炎病毒、艾滋病病毒等经血传播疾病的母亲生育时选择剖宫产分娩可能会减少这些疾病的母婴传播。因此建议乙肝孕妇最好采用剖宫产。但是也有专家认为，剖宫产手术分娩出血多，婴儿暴露于含有大量病毒的母血中，不一定能降低新生儿的感染率。

随着乙肝疫苗和乙肝免疫球蛋白联合免疫方法在乙肝母婴阻断中取得的成功，更多的研究结果证实，在使用了乙肝疫苗和乙肝免疫球蛋白联合免疫母婴阻断后，剖宫产分娩与阴道自然分娩母婴阻断率无明显差异。这是因为乙肝孕妇所生的新生儿在出生后 12 小时内就注射了乙肝免疫球蛋白，乙肝免疫球蛋白就会立即发挥抗体的作用，清除或中和从母亲血液污染进入宝宝体内的少量病毒，使病毒在还没有感染宝宝肝脏前就被消灭了。我国最近新发布的《乙型肝炎病毒母婴传播预防临床指南》（第 1 版）有关"剖宫产分娩不能减少母婴传播"一段写道："既往认为，自然分娩时因子宫收缩'挤压'胎盘，促使母体内病毒进入胎儿，引起宫内感染，故而理论上剖宫产能减少 HBV 的母婴传播。但近期的研究证明，慢性感染孕妇的新生儿经正规预防后，剖宫产与自然分娩的新生儿 HBV 感染率比较，差异无统计学意义（$P > 0.05$），说明剖宫产并不能降低 HBV 的母婴传播。因此，不能以阻断 HBV 母婴传播为目的而选择剖宫产分娩。"因此，提倡乙肝妈妈可以和其他母亲一样采取阴道自然分娩，新生儿出生后采用乙肝免疫球蛋白和乙肝疫苗联合免疫进行母婴阻断。但是，乙型肝炎肝硬化患者，如存在门静脉高压和食管胃底静脉曲张等内科并发症时，自然分娩可能增加门静脉压力，最好提前实施剖宫产手术，但也可能因肝硬化造成的血小板减少和凝血时间延长增加术中和产后出血的风险。

另外，有研究显示，过期妊娠可增加 HBV 母婴传播的风险。这可能是因为过了预产期以后，胎盘逐渐老化，导致胎盘屏障功能降低，容易造成胎儿宫内感染。因此，乙肝孕妇在过了预产期还没有生育迹象时，应该住院观察，由医生决定引产或实施剖宫产分娩终止妊娠，以减少乙肝病毒宫内感染的机会。

31 乙肝产妇喂奶会传播乙肝吗?

母乳喂养对婴儿生长十分重要,与非母乳喂养的婴儿相比,母乳喂养的婴儿发育较好,更少生病。所以,世界卫生组织多次强调,尽可能用母乳喂养。但是,乙肝的传播途径与艾滋病相同,且比艾滋病传染性强,而乙肝产妇的奶水中含有乙肝病毒,可以检测到乙肝病毒DNA,乙肝产妇母乳喂养增加了儿童密切接触传染源的机会,因此很多人都会担心乙肝产妇母乳喂养会不会增加乙肝母婴传播的风险。

但是近来,复旦大学公共卫生安全教育部重点实验室郑英杰副教授对在全世界公开发表的 32 项研究进行了系统的综合分析。结果表明,乙肝孕妇所分娩的 5650 例婴儿在接受常规乙肝疫苗免疫接种后,有 244 例婴儿(4.32%)被乙肝病毒感染,其中母乳喂养的 2717 例婴儿,感染乙肝病毒者 114 例(4.2%),进行人工喂养的 2933 名婴儿,感染乙肝病毒者 130 例(4.4%)。提示母乳喂养与人工喂养的婴儿乙肝病毒感染率是相似的,而且无论产妇为 HBeAg 阳性或阴性,母乳喂养和人工喂养的婴儿感染乙肝病毒的概率也是相似的。因此目前多数医生认为,乙肝产妇母乳喂养不会增加乙肝病毒母婴传播的风险,乙肝产妇所生的孩子在乙肝免疫球蛋白 + 乙肝疫苗联合免疫后是可以母乳喂养的。我国《慢性乙型肝炎防治指南》和《乙型肝炎病毒母婴传播预防临床指南》(第 1 版)均建议:乙肝病毒感染母亲所生新生儿在出生后接受乙肝免疫球蛋白和乙肝疫苗联合免疫后，可以母乳喂养，无须检测乳汁中有无 HBV DNA。

32 肝功能异常的乙肝产妇能不能喂奶？

一次，一位乙肝孕妇产后出现肝功能异常，医生劝她住院治疗并停止母乳喂养，她十分不理解。她问医生："为什么我不能给宝宝喂奶呢？是不是肝功能异常容易传染呢？"

乙肝的传染性与乙肝产妇血清 HBV DNA 水平有关，而与肝功能指标高低无关。医生建议肝功能异常的乙肝产妇停止母乳喂养并非因其传染性，而是为了母亲和婴儿的健康。

从产妇的健康考虑，产妇用母乳哺育宝宝是十分辛苦的事情。而肝功能异常的产妇是需要好好休息的，如果不分白天、黑夜地用母乳哺育宝宝，产妇则得不到很好的休息，不利于产妇肝功能的恢复，甚至有可能导致肝病加重。肝细胞的修复需要蛋白质，而肝功能异常的产妇给宝宝喂奶，可使产妇体内的蛋白质从奶水中大量丢失，不利于产妇肝细胞的修复。

从婴儿的健康考虑，母乳的营养成分较完备，其中蛋白质、脂肪、矿物质和维生素等营养成分的配合比较适当，达到婴儿的需要，尤其对 6 个月以内的婴儿更为适合。但是，肝脏是制造蛋白质的场所，人体的蛋白质，包括产妇奶水中的蛋白质都是在肝脏合成的。肝功能异常时，肝脏合成蛋白质的能力减弱，奶水的质量也会下降，甚至还不如牛奶。

综合以上两个方面，为了产妇和婴儿的健康，医生往往不建议肝功能异常的乙肝产妇母乳喂养。

33 服药的乙肝产妇能不能喂奶？

绝大多数药物都能通过乳汁分泌。所以，产妇无论吃什么药，只要喂奶，宝宝就会通过吃奶和妈妈同时服到药物。宝宝的肝、肾功能尚未发育完全，对药物的代谢也差。如果药物有副作用，就有可能伤及宝宝，副作用较少的药物，宝宝吃一些药也没有太大关系。不同的药物透过乳汁的浓度是不同的，透过乳汁浓度较小，对宝宝的伤害也可能会较小；透过乳汁浓度较大，对宝宝的伤害也可能较大。

美国的黑尔（Hale）博士在《药物与母乳喂养》中将药物在哺乳期的安全性分为 L1~L5 五个等级：

L1. 最安全（safest）：许多哺乳期母亲服药后没有观察到对婴儿的副作用增加；在哺乳期妇女的对照研究中没有证实对婴儿有危害。这些药物可能对哺乳婴儿的危害甚微，或者婴儿口服后不能被吸收利用。

L2. 比较安全（safer）：在有限数量的对哺乳期母亲用药研究中没有证据显示对婴儿副作用增加；和（或）哺乳期母亲使用该种药物对婴儿有害性的证据很少。

L3. 中等安全（moderately safe）：没有在哺乳期妇女中进行对照研究，但喂哺婴儿出现不良反应的危害性可能存在；或者对照研究仅显示有轻微的非致命性的副作用。本类药物只有在权衡对婴儿的利大于弊后方可使用。没有发表相关数据的新药，不管其安全与否，均自动划分至该级别，属于哺乳期中等安全的药物。

L4. 可能危险（possibly hazardous）：有哺乳期母亲用药对喂哺婴儿危害的明确证据，但哺乳期母亲用药后的益处大于对婴儿的危害。例如：母亲处在危及生命或严重疾病的情况下，而其他的药物不能使用或无效。

L5. 禁忌（contraindicated）：有研究已证实哺乳期母亲使用该药对婴儿有明显的危害，或者该药物对婴儿产生明显危害的危险性较高，哺乳期母亲应用这类药物显然是无益的。本类药物禁用于哺乳期妇女。

这本书中提到的惟一一种治疗乙肝的药物就是拉米夫定。拉米夫定被归为哺乳期安全性L2级药物。这是因为已经有了几项拉米夫定哺乳期安全性的试验。这些研究显示，婴儿通过母乳摄入拉米夫定的药量相对于治疗剂量是微不足道的。近年来，替诺福韦酯也有了一些哺乳期安全性的研究数据，目前的研究尚未发现婴儿通过乳汁暴露替诺福韦酯的不利影响，研究者认为，乳汁中替诺福韦酯的浓度较低，不太可能对哺乳的婴儿造成伤害。但是，到目前为止，未检索到有关替比夫定、阿德福韦酯和恩替卡韦在哺乳期安全性的动物或人体研究。而且，成人服用替比夫定就有引起CK升高、肌病和周围神经病的报道；阿德福韦酯和替诺福韦酯有潜在的肾毒性，更重要的是这两种药物都有可能影响血磷的代谢，从而导致骨质疏松。因此，婴儿长期从母乳中摄入这些药物是否有害尚无从得知。

目前各国指南对服用核苷（酸）类药物治疗期间哺乳的建议尚未统一。2012 年欧洲肝病年会的《乙肝指南》认为："核苷（酸）类药物在哺乳期的安全性尚不明确。"2015 年美国肝病年会的《乙肝指南》指出："哺乳期服用抗病毒药物母亲所生婴儿的长期安全数据不充分……这些抗病毒药物很少经母乳排出，不大可能导致显著毒性。婴儿低水平（药物）暴露的未知风险应与母亲进行沟通。"2015 年世界卫生组织《预防、关护和治疗慢性乙肝感染者指南》建议："在发展中国家没有更好可替代的喂养方法时可以服用替诺福韦酯哺乳。"而 2015 年版中国《慢性乙型肝炎防治指南》指出："停药后可以母乳喂养。"

笔者综合上述研究和各国指南的意见，对服药妈妈哺乳期母乳喂养有以下建议：

①需要长期治疗的乙肝母亲不建议冒着停药导致肝病加重的风险而停药喂奶。对于非常需要母乳喂养的母亲宁肯服药喂奶也不要放弃自己的治疗停药喂奶。因为正像美国指南中所说，"这些抗病毒药物很少经母乳排出，不大可能导致显著毒性。"而停药后造成的肝病加重不仅危害母亲的健康，也使得母亲在肝功能异常的情况下需要使用更多的药物治疗，更加难以喂养婴儿。

②尽管拉米夫定在哺乳期比较安全，但它的耐药性将可能给母亲今后的治疗造成更大麻烦，不建议服用恩替卡韦、替比夫定或替诺福韦酯的母亲为了给孩子母乳，自行换用抗病毒作用偏弱的拉米夫定治疗。在更换治疗前应请有经验的医生评估后决定。

③孕晚期服药的免疫耐受期母亲产后可停药母乳喂养，但需要严密监测肝功能，ALT 异常的母亲不建议哺乳。

④替诺福韦酯对骨骼的影响主要是导致血磷降低，服用替诺福韦酯的母亲哺乳期需要注意监测血磷和血钙，并可通过适当补磷，防止药物对婴儿骨骼发育的影响。

⑤混合喂养虽然不如纯母乳喂养好，但在一定程度上能保证母亲的乳房按时受到婴儿吸吮的刺激，从而维持乳汁的正常分泌，婴儿每天能吃到2~3次母乳，对婴儿的健康仍然有很多好处。对于需要服药治疗的乙肝妈妈，混合喂养还可以在一定程度上减少婴儿通过哺乳摄取母亲的治疗药物，从而减少药物对婴儿的影响。

⑥这些药物可能对婴儿的影响不大，但长期婴儿药物暴露的风险尚不明确，尤其是母婴阻断失败的婴儿长期母乳中低水平药物暴露可能对今后的治疗产生影响，服药母亲母乳喂养需确保母婴阻断成功，并权衡利弊后决定。

那么，服用保肝药治疗期间能不能喂奶呢？大多数保肝药或治疗乙肝的中成药、降酶药都没有做过哺乳期安全性的研究，这些药物也可以透过乳汁。笔者曾遇到一例婴儿脸上长了许多成人才长的痤疮，详细了解后才知道，母亲服用甘草酸类药物降酶，甘草酸类药物有激素样作用，导致婴儿长了痤疮。还有一位母亲吃中成药治疗乙肝，这些药物大多有清热作用，所以孩子吃奶时总拉稀，一直到母亲停止服药，孩子的腹泻才好。所以，如果母亲需要治疗，医生往往不建议在服药期间喂奶或者经过权衡利弊再喂奶。如果乙肝产妇用其他方式喂养孩子有困难，当然可以作出母乳喂养或混合喂养的选择。

34 乙肝产妇如何回奶?

不适合喂奶的乙肝产妇在产后需要回奶。一般母亲产后回奶可口服或肌内注射雌激素类药物。如：口服己烯雌酚，每次 5mg，每日 3次，连服 3~5 天；或肌内注射苯甲酸雌二醇，每次 2mg，每日 2 次，连续注射 3~5 日。但是，医生**不建议乙肝产妇用雌激素类药物回奶，因为这些药物有可能对肝脏造成不良影响。**

乙肝产妇可以用传统中药回奶：①芒硝 200g 分装在两个纱布袋内，敷于两侧乳房并包扎，湿硬时更换；②炒麦芽 100g，水煎代茶饮，每日 1 剂，连服 3~5 日。回奶时要注意观察乳房是否胀痛，局部是否有硬结、红肿，是否出现全身不适、体温升高等，防止乳腺炎的发生。

35 乙肝产妇如何与宝宝相处?

许多乙肝产妇生怕自己身上的病毒传染给孩子，与孩子接触小心翼翼，甚至不敢抱自己的孩子。她们出汗，害怕汗里有病毒；喂奶，害怕奶里有病毒；自己身上或者孩子身上稍有破损，就紧张得睡不着。

实际上，宝宝出生后注射了乙肝免疫球蛋白和乙肝疫苗，乙肝免疫球蛋白是清除乙肝病毒的抗体，这种抗体注射后可以在体内保持半个月以上，而接种的乙肝疫苗可以刺激宝宝产生乙肝抗体，一般在半个月后宝宝自己的抗体就会逐渐产生并开始发挥作用，乙肝宝宝在日常生活中接触少量的乙肝病毒是不会被感染的。但需要注意以下几点：①注意手的卫生，勤洗手，尤其在照顾孩子前应该先把手洗净。②注意经期卫生，月经期间注意勤更换卫生护垫，避免婴儿接触到自己的血液和尿液。③注意保护婴儿脐带，在脐带未脱落以前，需保持局部清洁干燥，特别是尿布不要盖到脐部，以免排尿后湿到脐部创面。要经常检查包扎的纱布外面有无渗血，如果出现渗血，则需要重新结扎止血，若无渗血，只要每天用75%乙醇棉签轻拭脐带根部，即可等待其自然脱落并愈合，避免脐带出血和感染。④注意保持婴儿皮肤的完整性，勤剪指甲，尖锐的物品远离婴儿，避免把婴儿皮肤划伤。⑤当乳头破损时，暂停给孩子喂奶。⑥病毒高度复制的母亲若在妊娠晚期服用抗病毒药物，最好在产后继续服药1~2个月，保持体内病毒的抑制状态，使宝宝在未产生抗体前尽量减少与病毒的接触，待宝宝注射第二针乙肝疫苗后再停用抗病毒药物。

36 乙肝产妇应如何对待自己的疾病？

许多乙肝产妇把所有的爱都给了自己的宝宝，往往忽略了对自己所患疾病的监测和治疗。

有大约 20% 的乙肝产妇会出现肝功能异常，这可能与产后劳累、产后免疫力下降等原因有关。产后肝功能异常的母亲是需要到医院治疗的。曾经有一位母亲在怀孕期间肝功能一直正常，产后 42 天复查时发现肝功能异常，为了照顾刚刚出生的女儿，她不愿意到医院看病，也一直没有很好地休息；为了给孩子喂奶，她拒绝吃药。1 个月后，她的肝病越来越重，氨基转移酶达到 1000U/L 以上，还出现了黄疸，最终她不得不住院治疗。

一些需要治疗的乙肝产妇把全部心思都用在孩子身上，忽略了自身疾病的治疗。有一次，笔者准备随访全程服用拉米夫定的乙肝女性的产后情况，在医院网络系统里发现一位服用拉米夫定的女性在产后出现 HBV DNA 反弹。笔者想到这位患者很可能对拉米夫定产生耐药，于是拨通了她的电话。在电话中一问才知道，产后她只顾照顾孩子，已经半年没到医院进行检测了。笔者立即把她叫回医院，一检查才发现她不仅 HBV DNA 反弹，而且出现肝功能异常。还有一次，一位乙肝女性肝病突然加重，被家人送到医院治疗。笔者一问才知道，这位乙肝女性一直服用替比夫定治疗，产后她一直忙着照顾孩子，常常忘记吃药，家中的药吃完了也没有到医院来看病，直至疾病加重，晕倒在家中，已经发展为重型肝炎。这位女性对笔者说："只要有了儿子，只要儿子健康，我病了没关系！"笔者告诉她："别傻了！以前没有儿子，你病了没关系，因为病了只会影响你一个人。现在有了儿子，你病了关系重大，因为你是妈妈，你有抚养和教育孩子的责任，使他长大成人。'世上只有妈妈好，没妈的孩子像棵草'，孩子不能离开妈妈！你的健康就是孩子的幸福，就是一个家庭的幸福！因此你更应该懂得爱护自己的身体，你怎能忘记了对自身疾病的治疗呢？"这位女性终于懂了，她流着眼泪对笔者说："我懂了，蔡医生！我一定记住你的话，按时吃药，坚持治疗，养好我的身体，使自己健康起来，更好地担负起一个妈妈的责任，做一个合格的妈妈！"

37 乙肝产妇肝功能异常怎么办?

一天，笔者收到一位乙肝妈妈的来信。信中说："蔡医生，我是乙肝大三阳的乙肝妈妈，孕期乙肝病毒复制量在 10 的 7 次方。我的肝功能两年来都是正常，孕期直到分娩肝功能也都是正常的。但是，我在产后 42 天检查时发现肝功能明显异常：ALT 359 U/L，AST 215 U/L。我这里的医生让我打点滴降酶，还给开了恩替卡韦抗病毒！我想观察一下！可是医生说我病情已经很严重了，必须治疗！蔡医生我该怎么办呢？"

许多乙肝妈妈产后会出现肝功能异常，即使是以往肝功能非常正常的乙肝病毒携带的乙肝妈妈。新加坡一项研究显示，50%HBV 感染母亲产后发生 ALT 升高，HBeAg（+）母亲产后 ALT 升高者高达 66.7%。荷兰的研究显示，45% 的 HBV 感染母亲产后发生 ALT 升高。瑞典的医生发现，HBeAg 阴性的 HBV 感染妊娠女性在妊娠第三期 ALT 有升高趋势，产后出现肝功能异常，1 年后恢复。

最近，笔者与北京地坛医院妇产科医生也对在北京地坛医院生育的乙肝妈妈产后肝功能情况进行了观察，发现 HBeAg 阳性、肝功能正常、HBV DNA 水平 ≥ 1×10^6 拷贝 / 毫升且孕期没有服用抗病毒药物的妊娠妇女，产后 ALT 升高的发生率为 32.6%。我们的研究还发现，**ALT和 AST 水平较高和孕期 ALT 和 AST 有较大波动或有升高趋势的乙肝妈妈，产后容易发生肝功能异常。**肝功能异常最容易发生在产后的 1~3 个月，其中有 19.1% 发生严重肝病，需要住院治疗；有 53.4% 的患者需要接受抗病毒治疗；仅有 10.6% 可能自动发生 HBeAg 血清学转换，肝功能恢复正常。

乙肝妈妈为什么会出现产后肝功能升高呢？目前大多数医生认为，乙肝妈妈产后肝功能升高的原因有以下几条：

①乙肝妈妈的免疫系统在怀孕期间为了容忍胎儿体内来自父亲的抗原，细胞免疫功能减弱，免疫耐受性增强。产后母亲的细胞免疫功能迅速恢复，诱发了乙肝妈妈免疫系统对乙肝病毒的免疫清除反应，导致乙肝发病，产后肝功能异常。

②乙肝妈妈在怀孕期间内分泌发生了较明显的改变，肾上腺皮质素水平增高，导致病毒复制增加，产后糖皮质激素水平迅速恢复，则像停用糖皮质激素药物治疗后的乙型肝炎激活一样，导致产后肝功能异常。

③分娩过程中体力消耗较大，产后照顾婴儿、哺乳等工作导致休息不好，加重了肝脏的负担，导致肝功能异常。

④产后大出血，导致缺血性肝炎。

⑤产后补充营养过剩，尤其我国的产后妇女常常在产后 1 个月内进食大量高热量的食物，导致产后体重增加过快，使大量脂肪

堆积在肝脏，造成脂肪肝，引起肝功能异常。

⑥孕期服用抗病毒药的母亲产后停药，可能导致母亲血清 HBV DNA 反弹，出现肝功能异常。

⑦产后使用雌激素类药物回奶，或乱用补品，或因体弱生病服药，导致药物性肝损害。

因此，乙肝妈妈在产后应加强肝功能的监测，尤其是产后 42 天的检查，应该同时检测肝功能和 HBV DNA。如果出现产后肝功能异常，应在查找原因的同时给予保肝药物治疗，注意休息，吃清淡饮食，停用具有肝毒性的药物和不必要的补品。如果经休息和保肝药物治疗无效，ALT 持续在正常值上限 2 倍以上，且 HBV DNA $> 10^5$ 拷贝 / 毫升，则考虑是乙肝发病，应该按照我国的《慢性乙型肝炎防治指南》中的建议，使用抗病毒药物治疗，以免肝病进展。

第四篇

乙肝男性的生育问题

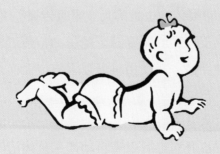

1 乙肝能不能通过父婴传播？

许多乙肝男性都非常担心乙肝的"父婴传播"，可我国的《慢性乙型肝炎防治指南》和其他国家及地区的乙肝指南却对此只字不提。这使许多乙肝病毒感染者非常困惑：乙肝到底会不会通过父婴传播呢？

乙肝爸爸确实可以把乙肝传染给自己的孩子。在我国实施乙肝疫苗计划免疫以前，乙肝病毒感染常常有家庭聚集性。许多家庭父亲是乙肝病毒感染者，而母亲健康，可孩子常常有乙肝病毒感染。如果不是父亲把乙肝传播给孩子的，孩子的乙肝病毒感染是从哪里来的呢？肯定是从父亲那里感染来的。因此，父婴传播是存在的。

那么，父亲是怎样把乙肝病毒传播给孩子的呢？人们发现乙肝的父婴传播与母婴传播不同。乙肝的母婴传播是母亲体内的乙肝病毒有可能在孩子出生前或出生时就感染孩子，使孩子一出生就成为乙肝病毒感染者。因此，母婴传播也被称为"垂直传播"。但**乙肝的父婴传播是孩子出生后，由于对乙肝病毒缺乏免疫力，通过与乙肝父亲密切接触而感染的。**这种传播方式，相对母婴垂直传播而言，被称为"水平传播"。

生活密切接触感染一般需要三个条件：一是婴幼儿的免疫系统尚未发育健全，遇到乙肝病毒后很难自动产生抗体清除乙肝病毒，尤其是父母为乙肝病毒感染者，孩子有可能继承了上一辈对乙肝病毒的免疫缺陷，因此容易在生活密切接触中被乙肝病毒感染。这种生活密切接触传播一般发生在3岁以下的婴幼儿中。年长儿童和成年人的免疫系统已经发育成熟，即使被感染，大多数人也会产生抗体，将乙肝病毒清除。二是存在乙肝病毒感染的机会，如：皮肤、黏膜破损，与乙肝的家庭成员共用牙刷、剃须刀等。孩子的多动性容易造成皮肤、黏膜损伤，共用牙刷则可能造成口腔黏膜破损，用乙肝爸爸的剃须刀为宝宝剃胎毛可能导致头皮破损。乙肝病毒只要得到这样的机会，就会趁机钻入孩子的体内，伺机感染孩子。第三个条件最重要，就是孩子对乙肝病毒没有免疫力，比如未接种乙肝疫苗或接种疫苗后尚未产生抗体。世界卫生组织网站上列出的乙肝传播途径有四条：

①血液传播，包括输血（或血液制品）、不安全注射、使用未经严格消毒的医疗器械等；

②母婴传播；

③性接触传播；

④儿童生活密切接触传播。所谓的"父婴传播"就属于乙肝病毒的第四条传播途径——儿童生活密切接触传播。

乙肝的父婴传播比母婴传播的发生率低。在新生儿没有普及接种乙肝疫苗前，大约有26%的乙肝父亲把乙肝病毒传播给自己的孩子，使孩子成为慢性乙肝病毒感染者。

2 如何预防乙肝病毒的父婴传播？

乙肝病毒的父婴传播是可以预防的（图4-1）。接种乙肝疫苗是预防乙肝父婴传播最好的方法。婴儿出生后接种乙肝疫苗，90%以上的孩子可产生对乙肝病毒的免疫力。产生了乙肝抗体的儿童接触乙肝父亲后，即使皮肤、黏膜出现破损，乙肝病毒钻进了体内，免疫系统也会自动把乙肝病毒清除干净，父婴传播也就不存在了。

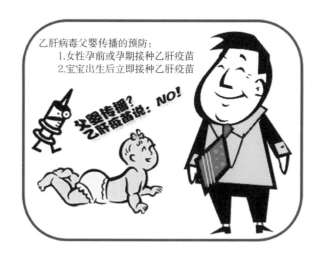

图4-1　乙肝病毒父婴传播的预防

父亲单方有乙肝病毒感染，妻子有抗体或在注射乙肝疫苗后产生抗体更有利于阻断乙肝的父婴传播。许多研究证实，女性体内的乙肝表面抗体（抗 –HBs）可透过胎盘进入胎儿体内，使胎儿获得对乙肝病毒的先天性免疫，新生儿一出生体内就能检测出乙肝抗体。在这种情况下，乙肝父亲所生的孩子出生后在乙肝疫苗还没有发挥免疫作用时就可保护宝宝不受乙肝病毒感染了。所以，美国医生推荐所有准妈妈都要进行乙肝抗体的检测，并建议所有没有抗体的准妈妈接种乙肝疫苗，防止宝宝出生后的乙肝病毒"水平传播"。

3 乙肝病毒会不会通过精子传播给孩子？

有人说，乙肝病毒可能藏在乙肝父亲的精液或精子中，导致乙肝病毒父婴传播。这种说法导致许多乙肝男性的恐慌。笔者曾写过一篇博客——《有关乙肝父婴传播的"贺爸得哥"猜想——假如精子传乙肝……》专门解释这个问题。说的是一位乙肝男性在妻子生了小帅哥后来笔者诊室咨询。听到他荣升爸爸，笔者正要祝贺他，可他却忧心忡忡，一直高兴不起来。原来，他从网上看到资料，说乙肝病毒可以通过精子感染孩子，已有医生从乙肝的精液中检测到乙肝病毒。他是乙肝"大三阳"，病毒高复制，他认为自己体内的病毒"很可能"已经进入孩子的体内，自己的孩子"很可能"已经被他感染。他感觉在孩子面前，自己就像一个罪人，抬不起头来。他一口一个"很可能"地猜想着，整天担忧，夜不能寐，不敢接触孩子，把自己折磨得几乎精神崩溃。这使得笔者不得不和他一样"猜想"一番。于是笔者把数学领域中著名的"歌德巴赫"猜想反过来说，把笔者本来要祝"贺"他当了"爸爸""得"了帅"哥"顺着他的"乙肝精子传播论""猜想"下去，写了这篇《有关乙肝父婴传播的"贺爸得哥"猜想——假如精子能传播乙肝……》的博客。

　　笔者猜想一：假如精子可传播乙肝，那乙肝的父婴传播应该比母婴传播更严重，因为我国的乙肝病毒感染者中 60% 是男性，40% 是女性。而我国的乙肝传播途径主要是母婴传播。据以往的数据统计，父亲把乙肝病毒传染给孩子的概率远比母婴传播率低，在乙肝疫苗使用之前约为 26%。

　　笔者猜想二：假如精子可传播乙肝，那国内外专家肯定会对其大加研究。但笔者从未在权威的国际医学文献上看到有关精子造成乙肝病毒父婴传播的研究和证据。为什么乙肝的父婴传播得不到应有的重视呢？为什么我国的《慢性乙型肝炎防治指南》和国外的乙肝指南中均未提到乙肝的父婴传播问题呢？为什么世界卫生组织没有把乙肝的父婴传播列为乙肝的传播途径之一呢？可见乙肝的父婴传播没有得到公认。

　　笔者猜想三：假如精子可传播乙肝，那卵子受精时乙肝病毒的感染应该已经发生。如果真的这样，那太可怕了！这就意味着乙肝父亲所生的孩子在出生时，甚至在胚胎还没有形成时早已成为乙肝病毒感染者了，乙肝疫苗则根本不可能起到预防作用，出生后接种乙肝疫苗也是无效的。而事实是，新生儿出生后立即接种乙肝疫苗完全可以预防乙肝的父婴传播。在我国乙肝疫苗纳入计划免疫后，0~10 岁儿童的乙肝病毒感染率已从 1992 年的 9%~11% 下降到 2006 年的 1%~3%。如今，10 岁以下儿童在单纯使用乙肝疫苗预防后，因父亲传播而感染的儿童临床上已经很难见到。后天接种疫苗就能阻断乙肝的父婴传播，说明乙肝的父婴传播与精子无关。

笔者猜想四：乙肝病毒的感染途径与艾滋病感染途径相似。假如精子可传播乙肝，那也可能传播艾滋病，而艾滋病感染的男性可以通过"洗精术"生育。这种"洗精术"的目的只是清除精液中的艾滋病病毒，以免在性生活时感染女性，并不是预防父婴传播。"洗精术"能洗掉精液里的病毒，说明病毒只是污染了精液，并没有感染精子。如果精子真的能被病毒感染，那是不可能被"洗"掉的。乙肝男性的精液中确实含有乙肝病毒，精液或精子中也有可能检测到乙肝病毒。但这并不能证明精子已被病毒感染，也不能证明精子会造成卵子感染。国外早有医生研究发现，尽管乙肝病毒感染的男性精子中查到乙肝病毒的 DNA，但这种 HBV DNA 是游离状态的，没有病毒复制的标志，这说明病毒没有在精子中复制，精子并不是乙肝病毒能够生存的细胞，精液中的病毒就像血液中的病毒一样，只是有可能造成乙肝的性传播，并没有影响精子的遗传基因。

即使卵子被乙肝病毒感染，也并非有导致乙肝病毒垂直传播的作用。我国浙江大学医学院附属妇产科医院的医生对 68 例乙肝病毒感染的母亲进行了卵子检测，只有 1 例母亲的卵子中检测到乙型肝炎病毒的存在；可是，她所生的孩子没有被乙肝病毒感染。68 例母亲所生的孩子中有 1 例被母亲感染了乙肝病毒，但其母亲的卵子检测乙型肝炎表面抗原为阴性。因此认为，HBV 通过卵子垂直传播感染婴儿的可能性不。卵子都不可能传播乙肝病毒，精子传播乙肝就更不可能了。

笔者还检索到发表在 2012 年《国际传染病》杂志上我国浙江台州医科大学的一项有关乙肝父婴传播的研究。他们在 2008~2010 年对

164 例单方感染乙肝病毒的父亲和 407 对双方都有乙肝病毒感染的夫妇进行了后代乙肝病毒感染的研究。在怀孕期间，他们对孕妇进行羊膜腔穿刺术或脐带穿刺术，检测胎儿有无感染乙肝病毒的证据。在产后，他们对孩子进行了长达 1 年的随访。结果显示，没有一例胎儿在子宫内检测到乙肝病毒 DNA 阳性，能检测到乙肝病毒标记的胎儿经过分析均来源于母亲，无一例来源于父亲。孩子出生后经过乙肝免疫球蛋白和乙肝疫苗联合免疫，随访到 1 岁，98% 的孩子母婴阻断成功，而父亲单方感染乙肝病毒的后代没有一例阻断失败。他们的结论是：乙肝病毒通过精子携带感染孩子是不可能的，特别是在已经实施乙肝疫苗常规接种的地区。

因此，**精子造成乙肝的父婴传播是没有依据的，接种乙肝疫苗可以很好地预防乙肝病毒的父婴传播**。笔者的"贺爸得哥"猜想终于使这位新爸爸露出笑容，高兴地接受了笔者的祝贺。

4 乙肝男性的妻子如何接种乙肝疫苗？

乙肝的传播途径主要有：母婴传播、血液传播和性传播。乙肝病毒性传播的机会与是否注射过乙肝疫苗、性伙伴多少、机体健康状况等多种因素密切相关。如果没有接种乙肝疫苗，夫妻间乙肝病毒感染的机会高达 90%；大多数成年人的免疫功能较强，会把病毒清除，真正因性传播而感染成为慢性乙肝病毒感染者的概率只占 5%~6%。但我们也不能忽视乙肝的性传播，因为乙肝病毒感染不仅有可能危害夫妻双方的健康，还有可能再传染给下一代。因此，男女青年在结婚前应该进行婚前检查，检测乙肝五项，发现一方为乙肝病毒感染者，另一方如抗 –HBs 阴性，应先按照 0–1–6 个月免疫程序接种 3 次乙肝疫苗（每次 10μg 或 20μg），待体内产生了足够的抗 –HBs 后再结婚。

婚前接种乙肝疫苗对乙肝病毒感染者的妻子尤为重要。因为**女性接种乙肝疫苗后不仅能有效地预防乙肝病毒的性传播，而且在女性怀孕后还能通过胎盘把抗体转移到胎儿体内，为胎儿提供先天性免疫，使孩子一出生就有对乙肝病毒的免疫力，可以有效地预防乙肝的父婴传播。**

但是，如果女性在接种乙肝疫苗过程中意外怀孕怎么办？已经怀孕的女性能不能接种乙肝疫苗？乙肝疫苗对妊娠妇女和胎儿安全吗？

目前国内外有关妊娠期间乙肝疫苗安全性的研究较少。曾有两项妊娠期间接种乙肝疫苗的研究，结果表明接种 2 针乙肝疫苗后，84% 的孕妇产生抗体，59% 的新生儿出生后检测到抗 –HBs；接种 3 针乙肝疫苗的孕妇可产生更高的抗 –HBs，新生儿从母体获得的抗体也更多。妊娠中、晚期接种乙肝疫苗是安全的，没有发现对妊娠妇女和胎儿的不利影响。妊娠早期接种乙肝疫苗的报道较少，目前没有发现乙肝疫苗对孕妇或胎儿产生明显不良影响。美国医生建议乙肝表面抗原、表面抗体及核心抗体均阴性的妊娠妇女应该接种乙肝疫苗。世界卫生组织也曾指出："孕妇和哺乳期妇女不是接种乙肝疫苗的禁忌证"。

我国曾有乙肝疫苗致妊娠早期流产的报道。因此，我国为了妊娠妇女和胎儿的安全，一般不建议妊娠期间接种乙肝疫苗。建议在婚检时进行乙肝五项检测，若 HBsAg 和抗 –HBs 均为阴性，尤其是男性配偶为乙肝病毒感染者时，育龄女性最好在孕前接种乙肝疫苗。如果乙肝病毒感染者的妻子在未接种乙肝疫苗的情况下已经怀孕，且抗 –HBs 阴性，也不必补种疫苗，但要在孕期避免性生活，孩子出生后立即接种乙肝疫苗，妻子可在产后补种乙肝疫苗。但若在接种乙肝疫苗时意外怀孕，也不必终止妊娠，可以继续怀孕。因为到目前为止，除了有一例流产的报道外，还没有乙肝疫苗导致胎儿发育异常的报道。

5 乙肝父亲的孩子出生时需要注射乙肝免疫球蛋白吗？

我国第一版《乙型肝炎病毒母婴传播预防临床指南》第四部分（HBV 母婴传播的预防）第五条（预防 HBV 母婴传播的其他事项）中写道："孕妇 HBsAg 阴性，但新生儿父亲 HBsAg 阳性时，通常因照料新生儿而与其密切接触，增加其感染的风险，因此，新生儿最好注射 HBIG；精液不能引起胎儿感染 HBV。同样，其他家庭成员 HBsAg 阳性，如果与新生儿密切接触，新生儿最好注射 HBIG。"于是，一些网民来信问：乙肝爸爸的孩子出生时需要注射乙肝免疫球蛋白吗？家中有乙肝病毒感染者，宝宝出生后用注射乙肝免疫球蛋白？笔者认为这一提法不妥，也没有依据。

首先，乙肝父婴传播率远比母婴传播率低。在以往的研究中如果不采取免疫阻断措施，HBV 感染母亲所生的孩子 60% 在两年内可感染上 HBV；HBsAg 和 HBeAg 均阳性的母亲所生的孩子感染风险约

70%~90%，HBsAg（+）/HBeAg（–）的母亲所生的孩子感染风险约10%~40%。据20世纪80年代和90年代初期国外的流行病学研究显示，HBsAg（+）父亲感染子代的概率大约为9.7%~31.4%。我国一项调查显示，乙肝父亲的子女HBsAg阳性率为38%，但其中有12%其配偶同为乙肝病毒感染者。本世纪以来，随着乙肝疫苗的普及，父婴传播率明显降低，土耳其和日本的研究显示，乙肝父亲的子女HBsAg阳性率为2.5%~13%。普种乙肝疫苗后的调查显示，HBsAg阳性的父亲导致婴儿感染的概率几乎为0。家庭成员造成新生儿感染乙肝病毒的概率比乙肝父亲更低。因此，在我国乙肝疫苗纳入计划后，HBsAg阳性父亲的后代没有必要像乙肝母亲所生后代一样，在出生后立即注射乙肝免疫球蛋白。

第二，母亲接种乙肝疫苗事半功倍。许多研究证实，母亲体内的乙肝抗体（抗–HBs）可透过胎盘进入胎儿体内，使胎儿获得对乙肝病毒的先天性免疫，新生儿一出生体内就能检测出乙肝抗体。在这种情况下，乙肝父亲所生的孩子出生后在乙肝疫苗还没有发挥免疫作用时就可保护宝宝不受乙肝病毒感染。所以，HBsAg阳性男性的配偶应接种乙肝疫苗。这不仅能预防乙肝病毒的性传播，而且可以有效地预防乙肝病毒的"父婴传播"。而且，从经济的角度上考虑，乙肝疫苗的费用远比乙肝免疫球蛋白低。另外，乙肝免疫球蛋白属于血液制品，从安全性方面考虑，滥用血制品不仅有不良反应的风险，还有传播经血传播传染病的风险。在美国，医生推荐所有准妈妈都要进行乙肝抗体的检测，并建议所有没有抗体的准妈妈接种乙肝疫苗。

第三，在全球各国的乙型肝炎防治指南中，没有一个国家或地区的指南建议HBsAg阳性父亲的后代和HBsAg阳性家庭成员中新生儿出生后注射乙肝免疫球蛋白预防乙肝病毒感染；检索国内外文献也没有权威专家推荐这个预防措施。因此，《乙型肝炎病毒母婴传播预防临床指南》中的这条建议是没有依据的。

总之，乙肝父亲所生后代乙肝病毒感染的预防应该推荐未感染乙肝病毒的准妈妈接种乙肝疫苗，推荐**乙肝父亲所生婴儿使用乙肝免疫球蛋白预防乙肝病毒感染是不规范的**。

6　乙肝男性在抗病毒治疗期间妻子可以怀孕吗？

有一天，一位男性患者来到笔者的门诊，说是自己在抗病毒治疗期间出现了反弹，肝功能异常，B超怀疑早期肝硬化。

笔者问他使用哪种抗病毒药。患者回答说："拉米夫定"。

笔者告诉他，拉米夫定耐药是常见的，不过耐药后是有办法的，加用阿德福韦酯联合治疗就可以了。

患者立即说："不行！我妻子还没有怀孕呢！要不是为了妻子怀孕，我就不会停用阿德福韦酯了"。

"你停了阿德福韦酯？怎么回事？"笔者不解地问他。

患者告诉笔者："我两年前就因为拉米夫定耐药加用阿德福韦酯联合治疗。联合治疗后效果很好，一直保持 HBV DNA 阴性。但今年，我们想要小孩了。于是只好把阿德福韦酯停掉，单用拉米夫定治疗。没想到，刚刚几个月，妻子还没有怀上孩子，我的乙肝却复发了"。

笔者问："你妻子怀孕，你为什么要停用阿德福韦酯呢？"

患者说："阿德福韦酯不是妊娠 C 级药物吗？而拉米夫定不是属于妊娠 B 级药吗？我妻子要怀孕，就只能吃拉米夫定了！"

许多乙肝男性患者都有相同的问题。他们常常在想要宝宝前把正在服用的阿德福韦酯或恩替卡韦停掉，改用拉米夫定或替比夫定，甚至连拉米夫定和替比夫定也不敢服用，结果造成乙肝病毒学和肝功能反弹，有些患者进展为肝硬化或重型肝炎。其实，所谓妊娠期间安全程度 B 级、C 级药物只针对妊娠妇女，而与男性服药无关。这是因为这些核苷（酸）类药物都能透过女性胎盘，在女性妊娠期间，胎儿在母亲子宫内就会或多或少地接触到药物，如果这些药物对胎儿的生长发育有影响，或者可以损害胎儿的器官，则对胎儿有害。为此，美国和许多国家在研发一种药物时，都要用高出人类正常用药剂量的药物在怀孕动物身上进行试验，看看药物对动物的胚胎是否有影响。如果没有影响，则归为妊娠期安全程度 B 级，如果有影响则归为妊娠期安全程度 C 级。这种妊娠期间药物安全性的分级只针对女性妊娠，不包括男性服药对妻子生育的影响。到目前为止，没有一个国家的药监部门对男性生育的用药做具体的分级。

药物对男性生育的影响要看药品说明书中遗传毒性和生殖毒性的相关内容，看药物是否对雄性动物精子和生育能力有影响，而不是根据女性妊娠期安全程度分级选择妻子生育期间男性患者的治疗药物。

7 抗乙肝病毒药物对男性生育有影响吗？

目前在我国被批准用于抗乙肝病毒的药物中，只有干扰素有明确的抗生殖作用，不建议男性患者治疗期间妻子怀孕。笔者曾搜索过PubMed 数据库（http://www.ncbi.nlm.nih.gov/pubmed）——美国国家医学图书馆（NLM）收录的全球公开发表的重要医学文献数据库。发现干扰素与精子或精液的文献有 12 篇。这些文献都证明干扰素在人体试验和动物实验中均有抗生殖作用。在其中一篇文献中，医生对长效干扰素＋利巴韦林的男性患者进行精液的检查，发现这些患者的精子数量减少，圆细胞／精子比（反映精子异常）增加，停药 4 个月后才恢复正常；另外，这些患者的精液 DNA 碎片指数（反映精液染色体结构）明显增加，且停药 8 个月后仍未恢复正常。当然，利巴韦林也有明确的抗生殖作用，这个研究中发现的男性精子异常也很有可能与利巴韦林有关。不过，干扰素的副作用是非常明显的，可干扰蛋白质的合成，抑制骨骼造血系统，即使它对男性精子的影响不大，在治疗期间也会影响男性患者的身体状况和性功能，因此不建议男性患者在干扰素治疗期间妻子怀孕。好在干扰素的疗程是有限的，男性患者在停用干扰素后恢复几个月，即可考虑生育计划。

拉米夫定、阿德福韦酯、恩替卡韦和替比夫定在研发期间都做过遗传毒性的试验，均没有发现遗传毒性。精子的作用是控制基因遗传。

精子中的一半染色体要与卵子中的另一半染色体结合。药物没有遗传毒性就不会造成男性患者的后代染色体异常。这些药物也都经过了雄性动物的生殖毒性试验。拉米夫定、阿德福韦酯和替比夫定在雄性动物身上均未发现其生殖毒性，对雄性动物的生育力无影响。在恩替卡韦在生殖毒性研究中，连续 4 周给予恩替卡韦，剂量最高达 30mg/kg，在给药剂量超过人体最高推荐剂量每日 1.0mg 的 90 倍时，没有发现雄性大鼠的生育力受到影响。但当剂量至人体剂量的 35 倍或以上时，发现啮齿类动物与狗出现了输精管的退行性变，在猴子实验中未发现睾丸的改变。当然，人不会服用如此大剂量的恩替卡韦。

但笔者对拉米夫定、阿德福韦酯、恩替卡韦和替比夫定这四种药物分别进行有关影响男性生育的国内外文献检索（包括对精子或精液的影响），未检索到一篇文献。在拉米夫定每日 300mg 的剂量治疗艾滋病的研究中，医生们希望男性艾滋病感染者服用拉米夫定后在精液中也有较高的浓度，这样就可以抑制精液中的艾滋病病毒，减少艾滋病的性传播。为此，医生们检测过男性艾滋病感染者的精液，发现精液中拉米夫定的药物浓度与血液中的药物浓度相似，但医生们并没有提到拉米夫定对精子数量和质量的影响。

因此，我国 2015 年版《慢性乙型肝炎防治指南》中对抗病毒治疗男性患者生育期间的治疗建议："应用干扰素 α 治疗的男性患者，应在停药后 6 个月方可考虑生育；应用核苷（酸）类药物抗病毒治疗的男性患者，目前尚无证据表明核苷（酸）类药物治疗对精子的不良影响，可在与患者充分沟通的前提下考虑生育。

8 为什么药物对男性生育比对女性生育的影响小？

　　有些男性患者看到有药物对女性妊娠安全程度的分级，就来问笔者："药物对男性生育的安全性有没有分级呢？"笔者回答说："没有"。他又问："我国和国外的乙肝治疗指南对男性生育期间的治疗有什么建议呢？"笔者说："也没有"。

　　"这是为什么呢？为什么不重视男性生育的问题呢？"笔者告诉他，这并不是对男性生育的安全性不重视，是因为大多数药物对男性生育影响较小。

　　女性服药期间生育和男性服药期间生育有明显不同。母亲服药对胎儿的影响是较大的。因为许多药物都可以透过胎盘，使胎儿在子宫内接触到药物，这种情况医学上称为胎儿在子宫内的"药物暴露"。换一句话就是说，母亲在妊娠期间服药，胎儿都会在母亲体内和母亲一起吃药。如果这个药物对胎儿有害，胎儿在母亲体内就会受到药物的伤害，造成发育异常或器官损害。

　　而父亲吃药则不一样，精子是在没有形成胚胎以前接触到药物，如果药物对精子有影响，顶多是造成部分精子的异常。精子异常或活动力下降对生育的影响是生育能力下降，只要精子进入母体，与卵子结合，在母亲体内就与父亲吃药无关了。

　　一个正常成年男性体内每天生成 1 亿个精子，也就是说每秒钟生成 1000 个精子。在这些上亿的精子中，本来就并非个个都健康。很多精子是畸形的，有的有两条尾巴，有的活动力很弱。这与吃不吃药无关。只要每毫升精液中精子数量达 2000 万 ~6000 万，精子成活率达 50% 以上，活动能力较好的 A 级精子 +B 级精子超过 50%，异常精子在 30% 以下，就不影响男性生育。

正常成年男性一次射精可以产生大约 5 亿个精子，但其中只有一个可以和卵子结合。精子的成活期为 5 天，而卵子的生命只有 1 天。在射精后，精子在女性阴道中首先会遇到酸性的杀菌物质，大约 1/5 的精子在刚刚进入女性阴道后就被这种杀菌物质杀死；还有一些不太健康的精子也陆续死亡，大约有 40% 的精子在还没有进入女性子宫就死亡了。健康的精子奋力地摆动着尾巴前进，它们还要通过第二个关口——穿过含有厚厚黏液的子宫颈才能进入子宫。能通过这个关口的精子只剩下几千个了。进入子宫的精子还要向输卵管前进。从子宫到达输卵管的距离只有 15cm，但对于这些微小的精子来说，这简直是万里长征。它们平均移动 1cm 就要摆动尾巴上千次。进入输卵管后，它们还要逆流而上，因为输卵管的纤毛为了推动卵子进入子宫，其摆动的方向正好与精子前进的方向相反。随着精子接近卵子，对精子的筛选过程仍然在继续，卵子周围的营养细胞形成一种像壳一样的保护膜，阻止精子进入。最后，只有几个最健康的精子要经过 2 万次摆尾动作后才能到达卵子的表层，吸附在卵子上。又是一番较量，其中的 1 个精子最终夺冠，与卵子成功结合，诞生出一个新的生命（图 4-2）。因此，不健康的精子很难到达输卵管与卵子发生结合。用一句妇产科医生的话来说："上亿个精子在争夺卵子的时候，只有一个胜利者，那一个总是最优秀的"。因此，**药物对男性生育影响不大，几乎罕见有药品**

说明书中注明某药在男性生育期间不能使用，也没有一个国家的药监部门对男性生育用药做出具体规定。我国和全球各国的乙型肝炎指南只提到女性妊娠期间的用药问题，从未提出父亲在生育期间要停药、换药或者签署知情同意等要求，说明父亲服药对后代的影响不大。

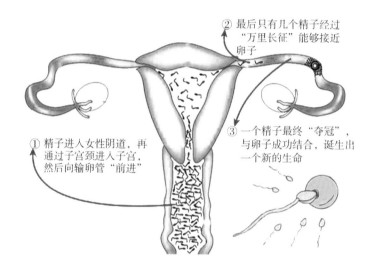

② 最后只有几个精子经过"万里长征"能够接近卵子

③ 一个精子最终"夺冠"，与卵子成功结合，诞生出一个新的生命

① 精子进入女性阴道，再通过子宫颈进入子宫，然后向输卵管"前进"

图 4-2　精子与卵子结合的示意图

9 如何读懂药品说明书中遗传毒性和生殖毒性的内容？

有一次，笔者收到一位网民的来信。信中说，他正在服用阿德福韦酯治疗，但由于担心药物会对孩子有影响，准备停用阿德福韦酯。

笔者回信告诉他男性服用阿德福韦酯治疗，不影响妻子怀孕，让他看看阿德福韦酯的药品说明书，上面已经注明"雌雄性大鼠口服给予阿德福韦酯，对其生育力或生殖均无影响"。

谁知他看完说明书后更害怕了。因为他无法理解阿德福韦酯药品说明书中有关生殖毒性和遗传毒性的内容。因此，笔者就以阿德福韦酯（贺维力）和恩替卡韦（博路定）这两个药的药品说明书为例，给大家讲一讲吧！

阿德福韦酯

在阿德福韦酯（贺维力）的药品说明书中，有关"遗传毒性"部分的内容写道："在体外鼠淋巴细胞瘤的细胞实验中（有或无代谢活化），阿德福韦酯有致突变作用，但是在体内的小鼠微核实验中，阿德福韦酯剂量高达 2000mg/d 无染色体断裂剂作用"。"阿德福韦酯在未经代谢活化的人外周血淋巴细胞体外实验中能诱导染色体畸变。在采用鼠伤寒沙门杆菌和大肠埃希菌的 Ames 细菌回复突变实验中（经过或未经过代谢活化的情况下）阿德福韦酯无致突变性"。

有些患者看到这段内容后非常害怕。上面说的"体外鼠淋巴细胞瘤的细胞实验""人外周血淋巴细胞体外实验"和"鼠伤寒沙门杆菌和大肠埃希菌的 Ames 细菌回复突变实验"均为体外实验室实验，只有"小鼠微核实验"是动物体内实验。体外实验室实验的结果和人体相差很远，不能代表药物在人体中的作用，而动物体内实验更接近药物在人体中的作用。另外，虽然说明书中没有注明体外实验所用的阿德福韦酯剂量，但一般体外实验所用的药物剂量常常是非常大的，因为在体外试验中研究者不用担心药物所产生的危害。"小鼠微核实验"属于体内试验。我们从说明书中可以看到，一只小小的老鼠每天服用阿德福韦酯的剂量高达2000mg，而我们平时使用阿德福韦酯治疗的剂量每天才10mg。在这样大的剂量下，小鼠没有发生染色体断裂，说明阿德福韦酯没有明显的遗传毒性。

药品说明书中有关"生殖毒性"部分的内容写道："雌雄性大鼠口服给予阿德福韦酯，对其生育力或生殖均无影响。大鼠或兔口服给予阿德福韦酯，无胚胎毒性或胚胎畸形。妊娠大鼠静脉注射给予阿德福韦酯，在能产生明显母体毒性的剂量 $[20mg/(kg \cdot d)$，相当于人用推荐治疗剂量下暴露量的38倍 $]$ 时，可观察到胚胎毒性和胎鼠畸形（全身性水肿，眼泡凹陷，脐疝和尾巴扭结）发生率增加。在静脉注射剂量 $2.5mg/(kg \cdot d)$，相当于人暴露量的12倍时，未见不良影响"。

从这段中我们可以看到阿德福韦酯在用于人体前，科学家们做了大量的实验研究，包括雄性大鼠，没有发现药物对雄性大鼠生育力或生殖的影响。对于雌性动物的胚胎在用量相当大时才会产生影响。就是根据这些试验，美国FDA担心药物对人的胚胎有害才会把阿德福韦酯归为妊娠期安全程度C级。

药品说明书在【妊娠及哺乳期妇女用药】部分中专门指出："妊娠妇女尽可能不使用阿德福韦酯"，"建议用阿德福韦酯治疗的育龄妇女采取有效的避孕措施"。但并没有注明用阿德福韦酯治疗的男性采取有效的避孕措施，说明**男性患者在服药治疗期间，不用避孕，其妻子可以生育。**

恩替卡韦

在恩替卡韦（博路定）的药品说明书中，有关"遗传毒性"部分的内容写道："在人类淋巴细胞培养的实验中，发现恩替卡韦是染色体断裂诱导剂。在 Ames 实验（使用伤寒杆菌、大肠埃希菌，使用或不用代谢激活剂）、基因突变实验和叙利亚仓鼠胚胎细胞转染实验中，发现恩替卡韦不是突变诱导剂。在大鼠的经口给药微核实验和 DNA 修复实验中，恩替卡韦也呈阴性"。

这段内容几乎和阿德福韦酯（贺维力）一样。在这里，笔者再解释一下人类淋巴细胞培养实验、Ames 实验、基因突变实验、叙利亚仓鼠胚胎细胞转染实验和微核实验。这几种试验都是人用药物注册技术要求国际协调会议（ICH）推荐的药物遗传毒性标准试验组合。ICH 有关药物遗传毒性标准试验组合的最新要求——ICHS2（R1）人用药物遗传毒性试验和结果分析指导原则中指出："具有可疑结构的化合物在任意一种试验组合结果为阴性时，通常已足以证明缺乏遗传毒性。"恩替卡韦在多种遗传毒性试验中呈阴性结果，说明药物没有遗传毒性。

药品说明书中有关"生殖毒性"部分的内容写道："在生殖毒性研究中，连续 4 周给予恩替卡韦，剂量最高达 30mg/kg，在给药剂量超过人体最高推荐剂量 1.0mg/d 的 90 倍时，没有发现雄性和雌性大鼠的生育力受到影响。在恩替卡韦的毒理学研究中，当剂量至人体剂量的 35 倍或以上时，发现啮齿类动物与狗出现了输精管的退行性变。在猴子实验中，未发现睾丸的改变""在大鼠和家兔的生殖毒性研究中，口服本品的剂量达 200 和 16mg/（kg·d），即相当于人体最高剂量 1.0mg/d 的 28 倍（对于大鼠）和 212 倍（对于家兔）时，没有发现胚胎和母体毒性。在大鼠实验中，当母鼠的用药量相当于人体剂量 3100 倍时，观察到恩替卡韦对胚胎 – 胎鼠的毒性作用（重吸收）、体重降低、尾巴和脊椎形态异常和骨化水平降低（脊椎、趾骨和指骨），并观察到额外的腰椎和肋骨。在家兔实验中，对雌兔的用药量为人体的 1.0mg/d 剂量的 883 倍时，观察到对胚胎－胎兔的毒性作用（吸收）、骨化水平降低（舌骨），并且第 13 根肋骨的发生率增加。在对出生前和出生后大鼠口服恩替卡韦的研究中发现用药量大于人的 1.0mg/d 剂量的 94 倍未对后代产生影响"。

我们在治疗乙型肝炎时，成人恩替卡韦的最大剂量是每天 1mg。从上面一段内容我们可以看出，在动物实验中恩替卡韦超过人体最高推荐剂量 90 倍时没有发现雄性和雌性大鼠的生育力受到影响，但在啮齿类动物与狗的试验时发现了输精管的退行性变，在猴子实验中，未发现睾丸的改变。尽管如此，大家可以看到动物实验所用的剂量远远超过了人的治疗用量。因此，在人的治疗剂量下，不会对男性生育产生影响。

与阿德福韦酯相似，在剂量增加到人治疗剂量的 883~3100 倍时，恩替卡韦对动物的胚胎产生了一定的影响。因此美国 FDA 担心药物对人的胚胎有害，把恩替卡韦归为妊娠期安全程度 C 级。药品说明书在【妊娠及哺乳期妇女用药】部分中专门指出："恩替卡韦对妊娠妇女影响的研究尚不充分。只有当对胎儿潜在的风险利益作出充分的权衡后，方可使用本品。"但并没有注明使用恩替卡韦的男性患者妻子不能生育，也没有对男性患者生育产生影响的内容。

10 乙肝男性服药，其妻子生出异常宝宝与药物有关吗？

有一次，笔者收到一封男性乙肝患者的来信，讲述了他的不幸遭遇。他服用恩替卡韦治疗乙肝，为了要个健康宝宝，他几次试图停药，希望在自己不吃药的情况下妻子受孕，避免药物对下一代的影响。但停药后疾病复发，只好重新用药。去年，在他服药的情况下妻子怀孕了。今年 2 月，他终于当上了爸爸。但这个爸爸仅仅当了 12 天，孩子就因先天性心脏病而夭折。他的妻子认定与他服药有关，甚至与他闹得关系有些紧张，希望得到笔者的帮助。

笔者在和乙肝准妈妈们谈妊娠期间服药问题时，都会告诉她们一些医学研究数据。例如：美国亚特兰大曾经做过一个新生儿异常的调查，发现新生儿出生后的异常率为 2.67%~3.1%。我国原卫生部 2012 年 9 月发布的《中国出生缺陷防治报告》中估计的我国目前新生儿出生缺陷发生率为 5.6%。孩子出生异常的原因很多，普通人群就有可能发生。例如：在全球，先天性心脏病的发生率约为 0.4%~1%；我国是世界上先天性心脏病发病率较高的国家之一，发病率约占全部活产婴儿的 0.7%~0.8%。因此，不能武断地把一个新生儿异常个案就与药物的影响联系在一起。

生育就是一个有风险的过程，不能保证万无一失；要想万无一失，除非不生育。即便自己不生育，领养一个孩子，也不可能万无一失。笔者曾认识一位朋友因为不能生育领养了一个孩子，从外表上看无任何异常，但到了上学的年龄，发现孩子智力低下。那怎么办？只能认了。这就是风险！

父母选择了生育，就是选择了风险。每个孩子都是冒着风险，克服重重困难才来到人世的。所以，无论孩子或高或矮、或漂亮或丑，有无缺陷、有无被乙肝病毒感染，只要他来到人世，父母都会疼爱他。人世间处处有风险，所有的人也都面临着这样或那样的风险，只有敢

——让我们的宝宝远离乙肝 | 第二版

于面对风险的人才能克服困难，取得最后的胜利。

11 男性患者使用干扰素治疗期间妻子意外怀孕怎么办？

一天，一位网民给笔者来信，说她的丈夫目前正在使用长效干扰素治疗乙型肝炎，而她却意外怀孕。问这个孩子能不能要？

干扰素有抗增殖作用，可抑制蛋白质合成，属于妊娠期安全程度 C 级药物。女性在干扰素治疗期间怀孕可能导致流产、胎儿生长缓慢或早产。有研究显示，聚乙二醇干扰素 + 利巴韦林治疗丙型肝炎期间未发现精子量的改变，但可见精子质量异常，导致圆细胞 / 精子比值增加（反映精子异常）和精液 DNA 碎片指数明显增加（反映精液染色体结构）。圆细胞 / 精子比值于停药 4 个月后恢复正常，但精液 DNA 碎片指数在停药 8 个月后仍未恢复正常。**因此，在使用干扰素期间及停药后 6 个月内，男女双方都应该注意避孕。**

但是，如果男性在使用干扰素治疗期间妻子意外怀孕了，应该怎么办呢？妊娠是中止还是继续呢？我们可以参照丙型肝炎男性在干扰素 + 利巴韦林治疗期间妻子意外怀孕的研究。有人总结了男性在干扰素 + 利巴韦林治疗期间妻子意外怀孕的文献报道，其中生育健康婴儿 12 例，流产 5 例，未发现先天性畸形胎儿出生。因此，**男性在使用干扰素治疗期间妻子意外怀孕了，不一定都要选择中止妊娠，可以根据自己的年龄和生育要求权衡利弊后决定，但有可能导致流产。若发生**

先兆流产，不要强行保胎；未流产者应尽可能利用超声波等检查进行孕期监测，以免生出畸形或有缺陷的婴儿。

12 乙肝病毒感染者可以进行体外受精吗？

乙肝病毒感染一般不影响生育能力。但有报道，乙肝病毒感染可能影响男性的精子质量，造成男性不育症；一些乙肝女性也可能因输卵管阻塞等各种原因造成怀孕困难。在医学高度发展的今天，大多数不孕不育都是可以治疗的。如果用药物的方法治疗不好，还可以通过体外受精或卵胞浆内单精子注射技术帮助不孕不育夫妇生个"试管婴儿"。

体外受精技术是一种治疗男性或女性不孕、不育的特殊医疗技术，是把卵子和精子都拿到体外来，让它们在体外人工控制的环境中完成受精过程，然后把早期胚胎移植到女性的子宫中，在子宫中孕育成为孩子（图4-3）。利用体外受精技术产生的婴儿称为"试管婴儿"，但这些孩子也是在妈妈的子宫内长成的。如果体外受精失败，或者男性精子质量太差，也可以利用卵胞浆内单精子注射技术生育。

卵胞浆内单精子注射技术也就是第二代"试管婴儿"，这种技术是借助显微操作系统将单独的一个精子注射入卵子内使其人工授精，因此仅需数个精子就可以达到受精、妊娠的目的，是严重男性因素不育患者的最有效治疗方法。但是，乙肝病毒感染者可以实施体外受精或卵胞浆内单精子注射技术治疗不孕不育症吗？

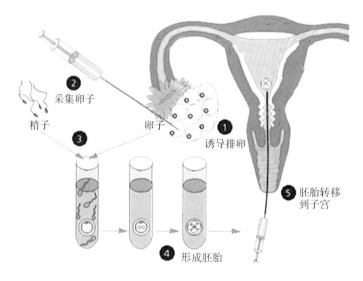

图 4-3　体外受精技术示意图

　　如果男性是乙肝病毒感染者，只要他的妻子接种了乙肝疫苗，则不会因体外受精感染乙肝病毒。 2009 年，浙江大学的一项《乙肝病毒携带者体外受精结局及母子健康状况分析》研究显示，乙肝病毒携带者实施体外受精技术并未增加子代的乙肝病毒感染率，反而降低子代感染的风险。说明体外受精不会增加宝宝感染乙肝病毒的风险。另外，国外有学者提出，对乙肝病毒感染的男性精子进行洗涤，可有效地减少乙肝病毒的性传播，也可以消除人们对乙肝病毒通过精子感染卵子的担心。确有研究认为乙肝病毒感染可能影响体外受精的成功率，但浙江大学的这项研究显示，乙肝病毒的携带并不影响体外受精的成功分娩率。还有一些医生不愿意给乙肝病毒感染者实施体外受精，他们认为乙肝病毒感染者的精液或阴道液可能会污染卵子或冷冻胚胎，造成乙肝的交叉感染。近来美国医生的研究发现，体外受精不会造成乙肝、丙肝、艾滋病等经血传播疾病的医院内交叉感染。因此，患有男性不育症的乙肝病毒感染者完全可以选择体外受精或卵胞浆内单精子注射技术治疗不孕不育症。

如果女性是乙肝病毒感染者，男性身体健康，其乙肝病毒感染的母婴阻断方法与正常受孕的乙肝女性一样，因此女性是乙肝病毒感染者体外受精是安全的。但是，有动物实验显示，卵胞浆内单精子注射技术可能导致老鼠卵母细胞感染肝炎病毒，而乙肝女性卵胞浆内单精子注射技术对乙肝病毒垂直传播的安全性研究尚少。因此，乙肝病毒感染的女性选择第二代"试管婴儿"——卵胞浆内单精子注射技术帮助生育应权衡利弊。

第五篇

宝宝的乙肝阻断和免疫问题

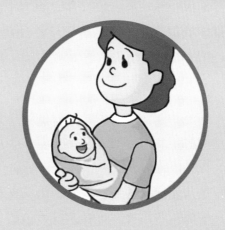

1 为什么要接种乙肝疫苗？

乙肝病毒感染是全世界广泛流行的一种传染病。据世界卫生组织 2004 年以前的数据统计，全球有 20 亿人感染乙肝病毒，其中有 3.5 亿人为慢性乙肝病毒感染者，每年有 100 万人死于乙肝病毒感染所致的肝衰竭、肝硬化和原发性肝细胞癌。儿童是乙肝病毒感染的高危人群，年龄越小，越容易被感染，且慢性化率越高，其危害几乎是终身的。

接种乙肝疫苗是预防乙肝病毒感染最有效的方法。截至 2008 年底，全球 193 个国家中，已有 177 个国家将乙肝疫苗纳入了儿童常规免疫，并取得了很好的效果。2012 年，世界卫生组织发布了全球乙肝病毒感染的最新数据显示：全球的慢性乙肝病毒感染者已从 3.5 亿减少至 2.4 亿；每年因乙肝病毒感染而死亡的人数也从 100 万减少到了 60 万。

我国属于乙型肝炎的高发地区，乙肝病毒感染者约占世界的 1/3。1992 年我国将乙肝疫苗纳入计划免疫管理，对所有新生儿接种乙肝疫苗，但疫苗及其接种费用需由家长支付；自 2002 年起正式纳入计划免疫，对所有新生儿免费接种乙肝疫苗，但需支付接种费；自 2005 年 6 月 1 日起改为全部免费。普及接种乙肝疫苗后，我国青年与儿童中的乙肝病毒感染率持续下降。1~4 岁、5~14 岁、15~29 岁人群的感染率从

1992 年的 9.67%、10.74% 和 9.76% 下降到 2014 年的 0.32%、0.94% 和 4.38%（图 5-1）。因此说，接种乙肝疫苗是预防乙肝病毒感染最有效的方法。

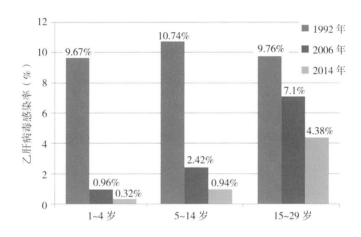

图 5-1　乙肝疫苗纳入计划免疫后 29 岁以下人群乙肝病毒感染率持续降低

我国的《慢性乙型肝炎防治指南》指出："乙肝疫苗的接种对象主要是新生儿，其次为婴幼儿，15 岁以下未免疫人群和高危人群（如医务人员、经常接触血液的人员、托幼机构工作人员、器官移植患者、经常接受输血或血液制品者、免疫功能低下者、易发生外伤者、HBsAg 阳性者的家庭成员、男性同性恋或有多个性伴侣和静脉内注射毒品者等）"。从 2009 年起我国政府用了 3 年时间，在全国对 15 岁以下未接种过乙肝疫苗的儿童补种了疫苗。

2　如何接种乙肝疫苗?

　　乙肝疫苗全程接种需要 3 针，按照 0、1、6 个月程序，即接种第一针疫苗后，间隔 1 个月及 6 个月注射第二及第三针疫苗（图 5-2）。**新生儿接种乙肝疫苗要求在出生后 24 小时内接种，越早越好。**

　　新生儿和不足 2 岁幼儿的接种部位为大腿前部外侧肌内，儿童和成人为上臂三角肌中部肌内注射。

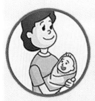

乙肝疫苗接种程序：
新生儿出生后 24 小时内接种第一针，间隔 1 个月及 6 个月注射第二针及第三针疫苗（即 0-1-6 程序），全程共需接种 3 针。
乙肝疫苗的剂量：
新生儿和儿童：重组酵母乙肝疫苗 10μg，中国仓鼠卵母细胞乙肝疫苗 10μg 或 20μg。
成人：重组酵母乙肝疫苗和中国仓鼠卵母细胞乙肝疫苗的剂量都是 20μg。

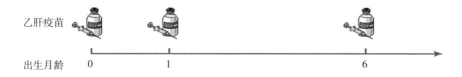

| 乙肝疫苗 |
| 出生月龄　　0　　　　　1　　　　　　　　6 |

图 5-2　乙肝疫苗的接种程序和剂量

　　新生儿和儿童乙肝疫苗的剂量：重组酵母乙肝疫苗的剂量为 10μg，中国仓鼠卵母细胞（CHO）乙肝疫苗的剂量为 10μg 或 20μg。

成人乙肝疫苗的剂量：重组酵母乙肝疫苗和中国仓鼠卵母细胞乙型肝炎疫苗的剂量都是 20μg。接种第一针疫苗后，产后的抗体较少，在血液大多检测不出来；接种第二针后 1 周左右，抗 –HBs 才转为阳性（出生后 35~40 天），对乙肝病毒有了免疫力；接种第三针后可使抗 –HBs水平明显升高，延长保护年限；新生儿全程接种后抗 –HBs 阳转率高达95% 以上。

婴幼儿和儿童接种乙肝疫苗前无须进行乙肝病毒感染的筛查，成人在接种前最好进行乙肝五项的检测。已经感染了乙肝病毒的人接种乙肝疫苗无效，已经有乙肝抗体者无须再接种乙肝疫苗。重复接种主要是造成浪费，不会导致不良反应。

乙肝疫苗不良反应罕见，且主要是过敏反应。接种乙肝疫苗要在具有预防接种条件的医疗单位进行，接种疫苗后观察 30 分钟，以防不良反应发生。

乙肝疫苗接种 3 针结束后 1~3 个月可进行抗 –HBs 检查。对免疫功能低下或无应答者，应增加疫苗的接种剂量和针次；对 3 针免疫程序无应答者可再接种 3 针，并于第二次接种 3 针乙肝疫苗后 1~3 个月再次检测血清中抗 –HBs；如仍无应答，可接种一针 60μg 重组酵母乙肝疫苗。

国产或进口的各种乙肝疫苗产品免疫效果相差无几，不必特意选择某一种；在免疫程序的三次接种过程中，不同品种的乙肝疫苗也可以交叉使用。

3 早产儿和低体重儿如何接种乙肝疫苗？

体重＜2000g的早产儿和低体重儿因各个器官和生理功能发育不成熟，免疫系统功能也尚未发育健全，对乙肝疫苗的应答率较低。因此，可以延迟接种第一针乙肝疫苗。然而，**出生满1个月后，所有早产儿或低体重儿，无论其体重为多少，对乙肝疫苗都有了较正常的应答能力。**

世界卫生组织和美国对早产儿和低体重儿的免疫策略是：对于HBsAg阴性母亲的早产儿，如果出生体重＜2000g，则乙肝疫苗推迟接种，待体重达到2000g或者满1月龄时接种第一针。但是，对于HBsAg阳性母亲的新生儿，若不能及时接种乙肝疫苗，感染乙肝病毒的风险很高。因此建议HBsAg阳性母亲的新生儿，出生后仍应像正常新生儿一样尽早接种乙肝免疫球蛋白和乙肝疫苗；若出生体重＜2000g，首针不计算在内，当体重≥2000g或者满1月龄时，重新按照免疫程序接种3剂乙肝疫苗（图5-3）。如果新生儿一般情况较差，存在窒息、缺氧等严重并发症，出生后可暂时不接种乙肝疫苗，但一定要注射乙肝免疫球蛋白，等新生儿情况好转后及时给予乙肝疫苗接种。我国的《乙型肝炎病毒母婴传播预防临床指南》（第1版）对早产儿和低体重儿的免疫策略与世界卫生组织和美国相似，不过建议宝宝在1~2岁最好再加强接种1针乙肝疫苗。

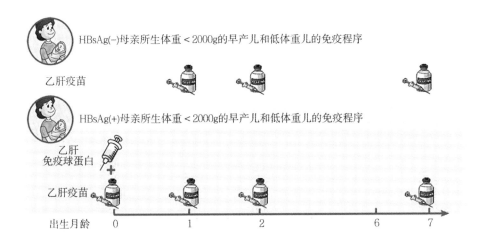

图 5-3 体重 < 2000g 早产儿和低体重儿的乙肝免疫程序

对出生时在医院期间未接种乙肝疫苗者，由医院开出证明，家长携证明带婴儿到家庭住址所在地附近医院保健科或预防接种门诊进行接种。因此，需要做好医院和预防接种点的衔接工作，确保这部分婴儿尽早接种乙肝疫苗。

4 哪些宝宝出生后需要注射乙肝免疫球蛋白？

乙肝免疫球蛋白是从健康人血液中直接提取的乙肝表面抗体，注射后人体可直接获得对乙肝病毒的免疫力，是乙肝母婴阻断措施的重要手段之一，被医生称为乙肝的"被动免疫"。这种乙肝免疫球蛋白

（被动免疫）+乙肝疫苗（主动免疫）的联合免疫方法可将乙肝母婴阻断率提高至95%。但是，没有乙肝病毒感染的母亲所生宝宝则只需要接种乙肝疫苗（主动免疫），不需要注射乙肝免疫球蛋白。

在乙肝的母婴阻断程序中，医生们特别强调第一针乙肝免疫球蛋白的注射。建议**乙肝妈妈所生的宝宝应该在出生后12小时内尽早注射乙肝免疫球蛋白，剂量为100单位或200单位，**200单位的剂量效果当然更好一些。因为乙肝免疫球蛋白在注射后一般15~30分钟即开始发挥作用，可以起到消灭乙肝母亲污染到孩子体内的乙肝病毒作用。但这并不是它的唯一作用，另一个作用是在孩子接种的乙肝疫苗后还没有起作用时能够抵抗孩子出生后在日常生活中与乙肝母亲密切接触时的乙肝病毒感染。但是，这针乙肝免疫球蛋白在体内维持的时间不长，一般在注射后15~30分钟开始发挥作用，其血浓度在注射后3~7天达到高峰，半衰期一般可维持17.5~25天，对新生儿的有效保护作用可维持42~63天，4个月后基本清除。所以，要获得对乙肝病毒长期的免疫力还要靠接种乙肝疫苗。

以往，乙肝妈妈所生宝宝在出生时注射的第一针乙肝免疫球蛋白所获得的乙肝表面抗体水平随着时间的延长逐渐降低。一些医生担心乙肝妈妈所生孩子由于体内抗体降低而感染乙肝病毒，因此在以往的很多研究中，乙肝病毒感染母亲所生孩子注射乙肝免疫球蛋白有多种形式：只在出生时使用1次，或在出生后使用2次或多次。但近年来的研究发现，出生后多次使用乙肝免疫球蛋白与只在出生时使用1次的免疫效果比较，无明显差异。尤其是近此年来，许多医院推荐高病毒复制的乙肝妈妈在孕晚期服用抗病毒药加强了乙肝的母婴阻断，乙肝病毒的母婴阻断失败率明显降低，更加削弱了第二针乙肝免疫球蛋白的重要性。因此，目前我国新发布的《乙型肝炎病毒母婴传播预防临床指南》（第 1 版）和 2015 年版《慢性乙型肝炎防治指南》均推荐出生后立即注射 1 剂乙肝免疫球蛋白，无须使用第二次乙肝免疫球蛋白，更不需要多次注射。

5 宝宝接种乙肝疫苗的间隔时间能延长或缩短吗？

乙肝妈妈大多非常重视孩子的乙肝疫苗接种问题。笔者常常收到一些乙肝妈妈的来信，问到在注射第二针或第三针乙肝疫苗时，自己的宝宝生了病，不能按时接种，会不会影响乙肝疫苗的免疫效果。有些妈妈甚至因注射的时间在周六或周日，接种疫苗的医生不上班，而担心延误了自己孩子的乙肝疫苗接种。还有一些乙肝妈妈生完宝宝后非常担心宝宝会被乙肝病毒感染，接种了第二针乙肝疫苗后，就急于给宝宝接种第三针乙肝疫苗，或者要求医生在孩子 3~6 个月间再增加一针乙肝疫苗。那么，宝宝接种乙肝疫苗的间隔时间能延长或缩短吗？没有按时接种乙肝疫苗怎么办？

宝宝出生后乙肝疫苗正常的接种程序是 0–1–6 方案，即：出生时接种第一针疫苗，以后在出生 1 个月和 6 个月分别接种第二针和第三针疫苗。第一针疫苗后，产后的抗体产生较少，而且很快下降；第二针乙肝疫苗接种后 5~10 天（出生后 35~40 天），抗体即明显升高；第三针乙肝疫苗接种后，90% 以上都可以产生较高且持久的免疫力（图 5-4）。

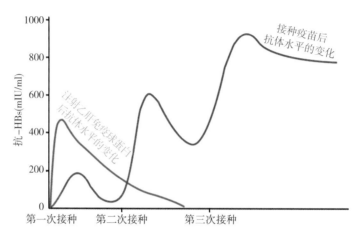

图 5-4　接种疫苗后抗体水平的变化

　　乙肝疫苗的 0-1-6 接种程序只有第一针疫苗的接种时间是最严格的，应该在出生后 24 小时之内注射。如未能在婴儿出生时及时接种乙肝疫苗，发生乙肝病毒感染的风险就会升高。有研究显示，乙肝病毒感染的母亲所生婴儿如在出生 7 天后才接种首针乙肝疫苗，其发生乙肝病毒感染的风险显著高于出生 1~3 天接种疫苗者。

　　但是，延长同一种疫苗两次接种的间隔不会影响疫苗的免疫效果。第二针疫苗也应该及时接种，但不像第一针那么严格，早几天或晚几天都是没有关系的。对于乙肝病毒感染母亲所生的孩子，出生时注射的乙肝免疫球蛋白对新生儿的有效保护作用可维持 42~63 天（图 5-4）。因此，如果孩子因病或其他原因不能按时接种第二针乙肝疫苗，晚几天接种不会影响孩子的免疫效果。在注射第二针疫苗后，80% 以上的孩子都会产生乙肝抗体。第三针的接种时间则更不用那么准确了，早或晚十天半个月都没有关系，但不要延误太久。世界卫生组织在

2009 年发布的《乙型肝炎疫苗的立场性文件》中指出："**如果孩子出生后因疾病等原因 3 针的乙型肝炎免疫程序中断，重新开始接种时不需要从第一针开始重新开始，只要继续完成第二针或第三针乙型肝炎疫苗的接种即可；如果仅仅第三针被推迟，则应尽早接种。**"这是因为人体的免疫系统有"记忆功能"。在第一针乙肝疫苗接种后，虽然产生的抗体不多，中断第二针或第三针疫苗接种后，抗体也可能很快降低，但免疫功能可以"记住"第一针疫苗的刺激。因此，延误或遗漏一次乙肝疫苗接种，第一针乙肝疫苗不会白打，不需要重新从头开始接种，只要继续完成第二针或第三针乙肝疫苗的接种，免疫系统会很快发挥作用，产生大量抗体。下一次同种疫苗接种时间只要适当延后至这种疫苗的最短间隔时间再进行接种即可。

那么，三针疫苗的间隔时间能不能缩短呢？为什么要等出生 6 个月才能打第三针乙肝疫苗呢？这是因为保持同一种疫苗两次接种的最短间隔时间可以更好地诱导机体免疫系统产生足够的抗体，缩短了多剂次疫苗接种的间隔可干扰免疫系统的抗体反应，影响免疫效果（图 5-5）。这张图是两种乙肝疫苗接种方案效果的比较。从图中可以看出，虽然 0-1-2-12 方案提前接种了第三针乙肝疫苗，又在 12 个月时加强了一针疫苗，抗体能比较早地升高，但抗体上升的峰值不如 0-1-6 方案。

临床试验结果已经证实，乙型肝炎疫苗第二针和第一针的最短间隔时间为 4 周，第三针与第二针的最短间隔时间为 8 周且与第一针最短间隔 16 周；乙肝疫苗第二针和第三针之间间隔 4 个月以上，由产生的抗 -HBs 滴度最高，第三针疫苗应在 24 周龄以上再接种。因此，乙肝妈妈不要急于求成，提前给宝宝接种第三针乙肝疫苗或在第二针和第三针之间增加一针乙肝疫苗。

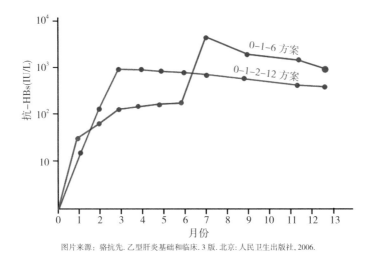

图片来源：骆抗先.乙型肝炎基础和临床.3版.北京:人民卫生出版社,2006.

图 5-5　两种乙肝疫苗接种方案效果的比较

6 乙肝疫苗与其他疫苗同时接种有无相互作用?

　　我国的儿童计划免疫要求，新生儿出生时要接种卡介苗和乙肝疫苗，出生 1 个月接种第二针乙肝疫苗，出生 2~4 个月每月口服接种 1 粒小儿麻痹糖丸，出生 3~5 个月各接种一次百白破三联疫苗，出生 6 个月接种第三针乙肝疫苗，出生 8 个月接种麻疹疫苗。

　　孩子出生后接种上述疫苗的时间往往因生病或某些原因推迟，造成一些疫苗不得不同月接种。乙肝疫苗和这些疫苗间有无相互作用？是否可同时接种呢？

乙肝疫苗与卡介苗一起接种，不会发生相互干扰作用，因此出生时两者可以同时接种。我国早有研究表明，乙肝疫苗与乙型脑炎疫苗、百白破疫苗和三价混合脊髓灰质炎活疫苗一起免疫接种相互间无干扰作用；国外也有文献报道同时接种甲－乙肝联合疫苗、百白破疫苗、麻疹疫苗、腮腺炎疫苗、脊髓灰质炎疫苗和流感嗜血杆菌疫苗是安全的，对免疫效果无影响。但我国曾有一项研究发现，乙肝疫苗与麻疹疫苗同时接种可能影响麻疹疫苗的免疫效果，不建议乙肝疫苗与麻疹疫苗同时接种。一些国家除了有单价的乙肝疫苗，还有与其他疫苗（如百白破疫苗、B型流感嗜血杆菌疫苗、甲肝疫苗和灭活脊髓灰质炎疫苗）一起制成的固定配方的联合疫苗。可见这些疫苗联合使用或同时接种是没有问题的。世界卫生组织建议，如果不是联合疫苗，两种疫苗同时接种时最好接种在不同部位。但出于安全性考虑，乙肝疫苗最好与其他疫苗分开接种，间隔2周以上，以便观察不同疫苗的不良反应。

7 乙肝免疫球蛋白与其他疫苗间有相互作用吗？

一些细心的乙肝妈妈在阅读乙肝免疫球蛋白的药品说明书时发现，在"药物相互作用"一栏中写道："为了避免被动接受本品中特异抗体的干扰，注射本品 3 个月后才能接种某些减毒活疫苗，如脊髓灰质炎、麻疹、风疹、腮腺炎以及水痘病毒疫苗等。基于同样的考虑，在非紧急状态下，已经接种了这类疫苗的患者至少在接种后 3~4 周才能注射本品；如果在接种后 3~4 周内使用了本品，则应在最后一次输注本品后 3 个月重新接种。"乙肝妈妈害怕了。宝宝出生后要打好多疫苗，除了乙肝疫苗外，卡介苗、脊髓灰质炎疫苗、百白破疫苗……几乎月月接种疫苗。但乙肝妈妈所生宝宝出生时就要打一针乙肝免疫球蛋白，有的在出生后 1 个月内还要打第二针乙肝免疫球蛋白。如果按照药品说明书上所写的内容去做，我们的宝宝在 3 个月内将无法正常接种其他所有疫苗了。怎么办呢？于是她们写信问笔者：宝宝在注射乙肝免疫球蛋白后多久才可以接种其他疫苗？

药品说明书中为什么要写这段内容呢？其实，说明书中和疫苗相互作用的内容是这样得出的：由于乙肝免疫球蛋白是一种抗体，而疫苗都是抗原。从理论上讲，抗体与抗原一起使用，有可能降低抗原对机体免疫系统的刺激作用，使疫苗的作用下降。另外，说明书中特别提到的疫苗主要为减毒活疫苗，**乙肝免疫球蛋白对灭活疫苗，基因工程疫苗无相互作用。**

但是，我们看一看药品说明书中"成分"中的内容："本品系由高效价乙型肝炎表面抗体的健康人血浆制备而成。"因此，其中的人免疫球蛋白是有针对性的，是只针对乙肝病毒表面抗体。也就是说，它只能预防宝宝感染乙肝病毒，并不能起到预防脊髓灰质炎、麻疹、风疹、腮腺炎以及水痘病毒等感染。因此，它对其他抗原成分的作用几乎为零，也不会影响到其他疫苗的免疫效果。另外，说明书中特别提到的疫苗主要为减毒活疫苗，**乙肝免疫球蛋白对灭活疫苗、基因工程疫苗无相互作用。**

如果要说相互作用，从理论上讲乙肝疫苗应该与乙肝疫苗有相互作用。因为乙肝疫苗是乙肝病毒表面抗原中的抗原成分，有可能被乙肝免疫球蛋白（即乙肝病毒表面抗体）所中和。而在临床实践中发现，只要乙肝免疫球蛋白和乙肝疫苗没有注射在同一部位，或一个在先，一个在后，间隔几小时，其相互干扰的作用并不明显，90%以上乙肝妈妈在孩子完成3针乙肝疫苗接种后检查都会高兴地发现自己的宝宝母婴阻断成功，而且许多宝宝的抗体非常高。说明乙肝免疫球蛋白与乙肝疫苗之间的相互作用并不大。

乙肝免疫球蛋白与乙肝疫苗之间都没有明显的相互作用，何况与其他疫苗之间更不会有什么影响。因此，乙肝妈妈不必为药品说明书上的那几句话纠结，可按时给宝宝注射其他疫苗，千万不要只顾防乙肝，而忽视了其他疫苗的接种哦！

8 宝宝出生时检测出乙肝病毒抗原能说明是阻断失败吗？

近些年来，为了诊断或鉴别乙肝妈妈所生宝宝的宫内感染和产后感染，医生们常常在宝宝出生时立即抽取静脉血为宝宝检测乙肝五项和（或）HBV DNA。由于宝宝太小，抽取静脉血较困难，有些医院的医生也会抽取宝宝的脐带血进行乙肝病毒相关检测。为此，笔者经常会收到乙肝妈妈的来信，咨询宝宝出生时静脉血或脐带血乙肝五项的结果。

有一次，一位乙肝"大三阳"妈妈来信说，她的病毒复制活跃，

HBV DNA > 10^7 拷贝 / 毫升。宝宝出生后检测了脐带血和静脉血也是"大三阳"，而且 HBV DNA 也是阳性，达到了 1.07×10^3 拷贝 / 毫升。她非常害怕，认为可能是乙肝病毒的宫内感染。婆婆立即把孩子从她的身边带走，要把孩子带去治疗。埋怨她的话当然少不了。她几乎精神崩溃，给笔者写信求助。

还有一位乙肝妈妈来信说，她的宝宝出生时抽取了静脉血检测乙肝五项，结果发现第三项（HBeAg）和第五项（抗 –HBc）为阳性，她认为是自己把宝宝感染，痛苦万分，甚至要轻生。

但在跟踪这两位乙肝妈妈所生宝宝 7 个月后（完成了 3 针乙肝疫苗免疫程序后），均证实阻断成功，没有被妈妈体内的乙肝病毒感染。这是怎么回事呢？

乙肝妈妈在生宝宝时，由于强烈的宫缩，会使少量病毒成分倒流入胎儿体内。尤其是 e 抗原（HBeAg）分子量较小，更容易在分娩时从母亲体内渗透到胎儿体内，导致宝宝出生后血液内可以检测出乙肝病毒的一些成分。有研究显示乙肝妈妈所生的宝宝 48% 可检测出 HBeAg 阳性 + 抗 –HBc 阳性，12% 可检测出"大三阳"（HBsAg 阳性 +HBeAg 阳性 + 抗 –HBc 阳性）。但这些从母亲体内污染至新生儿体内的乙肝病毒成分只是在血液中呈游离状态存在，并没有真正感染宝宝的肝细胞，只要宝宝出生后立即注射乙肝免疫球蛋白，就可以有效地中和来自母体污染的乙肝病毒。乙肝疫苗注射后会刺激宝宝的免疫系统主动产生乙肝抗体。如果在孩子出生后 15~20 天左右再注射一次乙肝免疫球蛋白，再加上 1 个月、6 个月的第二针和第三针乙肝疫苗，除了少数已经在妈妈子宫内就被感染的孩子，绝大多数都能成功地避免乙肝病毒的感染。因此，完成了 3 针乙肝疫苗免疫程序后，也就是孩子出生后 7 个月再给这些出生时检测出乙肝病毒抗原的孩子检查时，77.8% 的宝宝乙肝表面抗原或 e 抗原阳性消失，乙肝母婴阻断成功。因此，宝宝出生时抽取静脉血检测的乙肝五项和（或）HBV DNA 结果不能确定乙肝妈妈所生的宝宝是否发生宫内感染，脐带血的检测结果就更不准确了。

北京地坛医院妇产科医生的经验认为，如果乙肝妈妈所生宝宝出生后检测乙肝表面抗原、e 抗原和（或）HBV DNA 水平较低，大多在乙肝免疫球蛋白和乙肝疫苗联合免疫后可以逐渐消失，母婴阻断成功；如果宝宝出生后检测乙肝表面抗原、e 抗原和（或）HBV DNA 的水平较高，常可能是母婴阻断失败。

9 如何确定宝宝是否宫内感染了乙肝？

乙型肝炎的母婴传播有三个途径：宫内感染、产时感染和产后感染。宫内感染是指胎儿在母亲体内生长发育过程中受到母亲体内乙肝病毒的感染；产时感染是指母亲在分娩的时候，新生儿吞咽了含有乙肝病毒的母血、羊水、阴道分泌物，或在分娩过程中因子宫收缩促使少量母血渗漏入胎儿血循环引起婴儿感染；产后感染实际上属于乙肝病毒的"水平传播"，主要是通过哺乳和生活中密切接触传播。国内外大量研究证明，在没有使用乙肝疫苗和乙肝免疫球蛋白进行母婴阻断的情况下，产时感染占绝大多数，约为 80%~85%，产后感染约

10%~15%，宫内感染约 5%~10%。因此，产时感染是乙肝母婴传播中最主要的途径。但在目前已经使用了乙肝免疫球蛋白和乙肝疫苗的母婴传播阻断措施后，阻断失败的主要原因是宫内感染。这是因为新生儿出生后立即注射了乙肝免疫球蛋白会有效地清除母亲在分娩过程中污染到新生儿体内的病毒，保护新生儿免遭乙肝病毒感染。而且，乙肝免疫球蛋白的保护作用可以持续至少 42~63 天，4 个月后基本清除。而此时，新生儿已经接种了两针乙肝疫苗的接种，大约有 80%~95% 的婴儿已经通过自己的免疫系统产生了抗体，完全能抵御产后与母亲密切接触导致的乙肝病毒感染。因此，目前的母婴传播阻断失败病例基本上都属于宫内感染所致。

目前还没有统一的标准用来诊断乙肝病毒的宫内感染。一是因为刚刚出生的新生儿血液内检测出的 HBsAg 和 HBeAg 可能是分娩时从母亲体内渗透到新生儿体内的，导致新生儿乙肝病毒检测的"假阳性"。二是部分新生儿虽然在子宫内已被母亲的乙肝病毒感染，但血清学感染标志却表现为"假阴性"。这是因为胎儿免疫系统尚未成熟，肝细胞也未充分发育，尽管胎儿在子宫内已经感染了乙肝病毒，但乙肝病毒的复制能力较低，对 HBsAg 的表达水平也较低；再加上新生儿出生时立即注射了乙肝免疫球蛋白，而来自母血的抗 –HBc IgG 也可抑制胎儿HBsAg 表达和产生有效的免疫反应。所以，有些乙肝病毒宫内感染的新生儿，尤其是临近分娩期的宫内感染，常常表现为 HBsAg 或（和）HBV DNA 的"假阴性"，被医生们称为乙肝病毒"潜隐性状态"。随着新生儿肝细胞发育逐渐成熟，乙肝免疫球蛋白和来自母血的抗 –HBc IgG滴度下降，"潜隐性状态"的乙肝病毒开始复制和表达，一般到新生儿出生 1~3 个月后（有时可能延长至出生 6 个月），HBsAg 和 HBV DNA

才逐渐转为阳性。因此，新生儿出生时检测出或未检测出乙肝病毒抗原或 HBV DNA 均不能诊断孩子是否宫内感染乙肝病毒。

在临床上，医生们大多接受 2001 年第二届"阻断 HBV 母婴传播和乙型肝炎免疫与临床应用学术会议纪要"中所提出的乙肝病毒宫内感染定义：HBsAg（＋）母亲的新生儿出生时从其外周静脉采血测到乙肝病毒复制标志物存在，采用主动＋被动联合免疫进行母婴阻断后无免疫效果者，**乙肝病毒复制标志物持续阳性至少 3 个月以上即为宫内感染。**

另外，也有医生采用骆抗先编著的《乙型肝炎基础和临床》（第二版）中提出的诊断标准：HBsAg（＋）母亲的新生儿出生时从其外周静脉采血检测到乙肝病毒复制标志物或 HBsAg；且在以后复查中，1 月龄检测 HBsAg 阳性为宫内感染的初筛诊断标准，6 月龄检测 HBsAg 仍为阳性为确诊标准。

10 宝宝的抗 –HBc 或（和）抗 –HBe 阳性怎么办？

乙肝妈妈所生宝宝出生后立即抽取静脉血检测乙肝五项常常会出现抗 –HBc 阳性和（或）抗 –HBe 阳性。乙肝妈妈为此十分担心。因为这两项抗体在成人的血清中出现常常提示感染过乙肝病毒或乙肝病毒感染的恢复期，有些甚至会发生隐匿性乙肝病毒感染。

但是，新生儿体内检测到的抗 –HBc 阳性和抗 –HBe 阳性并非感染所致。乙肝妈妈体内常常存在抗 –HBc 和抗 –HBe 这两种抗体，抗体的分子量比抗原小得多，容易透过胎盘进入胎儿体内。有研究显示，乙肝妈妈所生的宝宝几乎 100% 出生后血液内可以检测出抗 –HBc，29.7% 的宝宝可以检测出抗 –HBe。但两种抗体并不预示宝宝被乙肝病毒感染，在宝宝免疫成功后，这两种抗体的水平会逐渐下降或消失；即使不消失，也不会对宝宝的健康造成危害。因此，乙肝妈妈不要因此而害怕或烦恼，也无须用药治疗。

11 如何知道宝宝的母婴阻断是否成功？

宝宝阻断成功的标志是在完成了全程 3 针乙肝疫苗免疫程序后，出生 7~12 个月抽取静脉血检测，HBsAg 阴性，抗 –HBs 阳性，HBV DNA 检测不到。

在宝宝刚刚出生时，血液中可能混有乙肝妈妈在分娩过程污染到婴儿体内的病毒颗粒，随着新生儿出生后的免疫接种，这些病毒颗粒会逐渐从宝宝体内消失。另外，乙肝疫苗接种后宝宝体内的抗体是逐渐形成的，第一针乙肝疫苗接种后产生的抗体较少，接种第二针后 1 周左右抗体逐渐增多，并可从血液中检测抗 –HBs，开始对乙肝病毒有了免疫力。但这还不够，还要接受第三针疫苗接种。在第三次乙肝疫苗接种后，95% 以上的宝宝都能产生足够的抗体，并可获得较持久的免疫力。这时，宝宝再和乙肝妈妈接触，则有了很强的抵抗力，不会再被乙肝病毒感染了。

有的宝宝在出生后不久或出生后 1 个月检测，就能检测到乙肝表面抗体。一些乙肝妈妈认为自己的宝宝肯定阻断成功，而忽略了第三针乙肝疫苗的接种。其实，出生后不久或出生 1 个月时检测到的乙肝表面抗体常常不是宝宝免疫系统在乙肝疫苗的刺激下产生的，而是出生后注射的第一针或第二针乙肝免疫球蛋白导致的乙肝表面抗体阳性。这种被动注射进入体内的抗体在婴儿体内的持续时间不会很久，一般 15~30 天后就会逐渐消失。世界卫生组织认为，如果未完成全程 3 针的乙肝疫苗接种，即使产生抗体，也不能算是获得了持久的乙肝免疫力。

乙肝疫苗一定要完成全程 3 针接种程序，并在完成 3 针程序 1 个月，也就是新生儿出生 7 个月后进行检测，来确定宝宝是否阻断或免疫成功。我国的《乙型肝炎病毒母婴传播预防临床指南》指出："随访的适当时间是第三针疫苗后 1 个月（7 月龄）至 12 月龄；如果未随访，12 月龄后仍需随访。7 月龄时机体对乙型肝炎疫苗的应答反应最强，抗 –HBs 滴度最高（从图 5–5 中也可以看出 7 月龄时检测抗体最高）。检测结果有：① HBsAg 阴性，抗 –HBs 阳性，且 > 100mU/ml，说明预防成功，应答反应良好，无须特别处理；② HBsAg 阴性，抗 –HBs 阳性，但 < 100mU/ml，表明预防成功，但对疫苗应答反应较弱，可在 2~3 岁加强接种 1 针，以延长保护年限；③ HBsAg 和抗 –HBs 均阴性（或 < 10mU/ml），说明没有感染 HBV，但对疫苗无应答，需再次全程接种（3 针方案），然后再复查；④ HBsAg 阳性，抗 –HBs 阴性，高度提示免疫预防失败；6 个月后复查 HBsAg 仍阳性，可确定预防失败，已为慢性 HBV 感染。"

12 为什么在全程乙肝疫苗接种后要给宝宝查乙肝抗体？

笔者在随访乙肝妈妈所生宝宝时发现，许多妈妈害怕给孩子取血检查，在宝宝接种了全程 3 针乙肝疫苗后迟迟不愿意到医院给宝宝做检查。为此，笔者给大家举一个母婴阻断失败的例子。

有一次，笔者门诊来了一位乙肝妈妈，见到笔者就哭。笔者问她为什么？她告诉笔者，她的宝宝出生后检查乙肝病毒是阴性，出生 3 个月时检查还是阴性，乙肝抗体也转为阳性了，只是数值很低，才 18mIU/ml。医生建议她接种完全程 3 针疫苗后再检查一次，如果抗体还低，则需要加强疫苗接种。她确信自己的宝宝肯定阻断成功，非常高兴。由于各种原因，宝宝接种完 3 针疫苗后她没有给宝宝检查。今年，宝宝到了上幼儿园的年龄，她带宝宝做体检时发现，宝宝竟然感染了乙肝。她不相信，又带宝宝去了解放军 302 医院，结果仍然是乙肝！她崩溃了。为什么 3 个月时宝宝检查没有感染，而 3 岁时检查却阻断失败呢？

乙肝的母婴传播有三条途径：宫内感染，产时感染，产后感染。宫内感染是指胎儿在母亲体内生长发育过程中受到母亲体内乙肝病毒的感染；产时感染是指母亲在分娩的时候，新生儿吞咽了含有乙肝病毒的母血、羊水、阴道分泌物，或在分娩过程中因子宫收缩促使少量母血渗漏入胎儿血循环引起婴儿感染；产后感染实际上属于乙肝病毒的"水平传播"，主要是通过哺乳和生活中密切接触传播。

宫内感染一般发生在妊娠第三期。因此，在妊娠第三期服用抗病毒药物，可以明显减少乙肝病毒的宫内感染。

新生儿出生后立即注射乙肝免疫球蛋白和乙肝疫苗，被医生称为主动＋被动联合免疫，可以阻断乙肝病毒产时和产后的传播。但是，仍有大约有 10% 的新生儿注射乙肝疫苗不产生乙肝抗体或产生的抗体太少。由于宝宝体内没有对乙肝病毒的保护性抗体，又与乙肝妈妈或爸爸朝夕相处，在 3 岁以前乙肝病毒仍有可能通过生活密切接触和哺乳水平传播给弱小的宝宝的。

为了及时检测乙肝疫苗的有效性，医生们建议乙肝妈妈所生宝宝在完成 3 针全程乙肝疫苗接种后 1 个月（宝宝 7 月龄）检测一下乙肝五项，看看宝宝是否产生抗体，抗体的量够不够（进口试剂定量检测）。如果宝宝没有产生抗体，或抗体的量太少，还需要为宝宝进行加强疫苗接种。**只有宝宝的免疫系统在乙肝疫苗的刺激下产生了足够的抗体（＞ 100mIU/ml），乙肝母婴阻断才算真正成功。**因此，乙肝妈妈一定不要忽略这次免疫后的检查，以免像前面的妈妈那样，发生产后"水平传播"的悲剧。

13 什么是乙肝疫苗的有效应答、低应答和无应答？

乙肝疫苗的接种全程共 3 针，第一针接种后间隔 1 个月和 6 个月再分别接种第二针和第三针，因此被称为"0-1-6 个月免疫程序"。

　　为什么要接种 3 次呢？这是因为接种第一针疫苗后，产后的抗体产生较少，而且很快下降；接种第二针乙肝疫苗接种后 5~10 天（出生后35~40 天），抗体即明显升高；接种第三针乙肝疫苗接种后，90% 以上都可以产生较高且持久的免疫力。新生儿完成全程 3 针接种后才能产生了足够且持久的抗体，被医生称为获得了有效的免疫应答（简称：有效应答或正常应答）。美国的研究显示：婴幼儿接种第一针乙肝疫苗后，乙肝表面抗体（抗 –HBs）的阳性率（≥ 10mIU/ml）为 16%~40%；接种第二针后，阳性率升高到 80%~95%，接种第三针后，98%~100% 的孩子都产生了 10mIU/ml 以上的抗体量。青少年和成人接种疫苗后抗体阳转率略低于婴幼儿。在第一针、第二针和第三针疫苗接种后，抗体阳性率分别为20%~30%、75%~80% 和 90%~95%。但是，抗体产生的水平是不一样的，少数人产生的抗体较低，还有个别人没有产生抗体（图 5-6）。

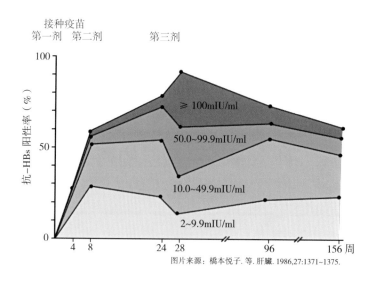

图片来源：橋本悦子. 等. 肝臓. 1986,27:1371~1375.

图 5-6　乙肝疫苗接种后的抗体产生情况

那么，产生多少抗体算获得了有效应答或正常应答呢？世界卫生组织在 2009 年发布的《乙型肝炎疫苗：WHO 立场性文件》中指出：接种了 3 针基础免疫的乙肝疫苗后 1~3 个月检测抗体水平，若"抗 –HBs 抗体 ≥ 10mIU/ml，则可视为机体已对乙型肝炎病毒感染具备了抵御能力。"但是，世界卫生组织还指出："接种乙肝疫苗后抗 –HBs 滴度峰值越高，其下降至 ≤ 10mIU/ml 所需的时间也就越长。"因此，医生们定义：按照 0–1–6 个月免疫程序全程接种乙肝疫苗后 1~3 个月检测血清抗 –HBs（也就是乙肝五项中的第二项），抗 –HBs 滴度 ≥ 100 毫国际单位 / 毫升（mIU/ml）为有效应答或正常应答；抗 –HBs 在 10~100mIU/ml 之间，尽管对乙肝病毒具有力，但抗体在体内持续时间较短，因此为低应答；抗 –HBs < 10mIU/ml，则不具有对乙肝病毒的免疫力，为无应答。接种全程乙肝疫苗后低应答和无应答者对乙肝病毒的抵抗力不足或没有，仍有可能感染乙肝病毒。

14 乙肝疫苗接种后无应答或低应答的原因是什么？

影响乙肝疫苗接种后应答的原因很多，有疫苗的原因，也有人体本身的原因。

首先，与疫苗剂量不足有关。从我国乙肝疫苗多年来接种的情况来看，使用重组酵母乙肝疫苗 $10\,\mu g$ 剂量接种的效果明显好于 $5\,\mu g$ 的剂量。因此，我国 2010 年版《慢性乙型肝炎防治指南》将 2005 年时推荐的 5 μg 剂量增加至 10 μg。

第二，与疫苗保存和接种的质量有关。我国河南、上海、湖南等地的调查显示，农村的乙肝疫苗接种后应答率都明显低于当地城市，认为可能与农村疫苗存放条件和接种管理等因素有关。

第三，与遗传因素有关。我国多项关于乙肝疫苗无应答或低应答原因的调查发现，**父母接种乙肝疫苗后不产生抗体，其子女无应答或低应答的发生率高。父母有乙肝病毒感染，其子女对乙肝疫苗的应答较差。**有研究显示，没有乙肝病毒感染母亲的新生儿使用重组酵母乙肝疫苗 5 μg 接种，低应答率约为 15%，无应答率约为 2%；而乙肝病毒感染母亲所生的孩子低应答率约为 20%，无应答率约为 17%。说明孩子可从父母那里继承对乙肝疫苗较差的免疫反应。

第四，已被乙肝病毒感染。医生在调查乙肝疫苗无应答或低应答原因时发现，无应答者中大约 20% 已经被乙肝病毒感染，其中绝大多数为母婴传播。已经感染了乙肝病毒者当然不会对乙肝疫苗产生应答了。

第五，患有一些影响机体免疫系统的疾病，如艾滋病、糖尿病、肿瘤等，导致机体免疫功能低下，接种乙肝疫苗后应答也较差。

15 乙肝疫苗接种后无应答或低应答怎么办？

绝大部分健康无应答儿童并非对乙肝疫苗绝对无应答，提高疫苗接种剂量和增加接种针次（加强免疫）可有效改善他们的抗体应答水平。

有研究显示，对无应答的儿童按 0-1-6 个月免疫程序加强免疫后，5μg 剂量组产生抗体者达 70%，10μg 剂量组产生抗体者达 91%。加强免疫 1 剂者，有 61% 达到正常应答（抗 -HBs > 100mIU/ml）；加强免疫 3 剂者，85% 达到正常应答。因此，**加强免疫被认为是目前最简便、最切实可行的解决乙肝疫苗低应答或无应答问题的方法。**

另外，由于机体对疫苗的应答情况与疫苗的抗原结构有关，对重组酵母乙肝疫苗免疫后低应答或无应答者换用高剂量的中国仓鼠卵巢细胞（CHO）疫苗或甲 - 乙肝联合疫苗，可提高免疫成功率。

对于高危人群中既往接种乙肝疫苗后达到正常应答，几年后抗体下降，血清抗 -HBs 下降至 < 10mIU/ml 时，可加强 1 剂 10μg 或 20μg 的重组酵母乙肝疫苗。对初次全程免疫后低应答或无应答者推荐按 0-1-6 个月免疫程序加强免疫 3 剂，推荐儿童剂量为 10μg，成人剂量为 20μg，最高剂量可达每剂 60μg。

16 接种乙肝疫苗后的免疫力可维持多久？

乙肝疫苗接种后产生抗体的保护效果可维持至少 12 年。 HBsAg 阴性母亲的新生儿在乙肝疫苗全程免疫后乙肝病毒感染的概率很低，10~11 年中感染概率为 0.72%，而且多为一过性隐性感染。免疫系统有很强的"记忆"力，即使抗体消失，当乙肝病毒侵入人体后，免疫系统会很快产生抗体，清除入侵之敌。因此，如果母亲是 HBsAg 阴性，新生儿和学龄前儿童完成全程免疫后，入初中之前可以不考虑加强接种乙肝疫苗。

但对乙肝病毒感染的高危人群（如：父母或配偶为乙肝病毒感染者、医务人员、经常接受输血或血液制品者、免疫功能低下者、器官移植患者、透析或经常输血及血液制品治疗的患者、同性恋和吸毒者等）在接种乙肝疫苗后应监测抗 –HBs，如果抗 –HBs < 100mIU/ml，可加强免疫接种。

目前国内尚未制定统一的乙肝疫苗加强免疫方案。北京市在新生儿普遍免疫的基础上，对初中入学新生中未接种过乙肝疫苗者进行全程免疫接种，对出生或学龄前已接种过乙肝疫苗，但接种时间超过 5 年的学生进行加强免疫。加强免疫的剂量为每次 10μg，2 次或 3 次，每针间隔至少 1 个月。

一般人群在完成全程 3 针乙肝疫苗接种后无须定期随访，检测抗体。对 HBsAg 阳性母亲（尤其是 HBeAg 阳性母亲）的子女，我国的《乙型肝炎病毒母婴传播预防临床指南》（第 1 版）推荐：应该隔 2~3 年复查一次；如果抗 –HBs 降至 10mIU/ml 以下，最好加强接种一针疫苗；10 岁后一般无须随访。对成人，尤其是高危人群，全程免疫后 3~6 个月应检测抗 –HBs。抗 –HBs 阴性或滴度低于 10mIU/ml 者应进行加强免疫。加强免疫的剂量为每次 10μg 或 20μg，2 次或 3 次，每针间隔至少 1 个月。

17 为什么要对 15 岁以下的儿童补种乙肝疫苗?

实践已经证明，对儿童进行乙肝疫苗接种是预防乙型肝炎的最好方法。自从 1992 年我国将乙肝疫苗纳入计划免疫管理以来，儿童 HBsAg 的流行率明显降低。1~4 岁儿童的 HBsAg 流行率已由 1992 年的 9.67% 降至 0.96%。但是，据 1999 年我国的调查，全国平均乙肝疫苗全程接种率为 70.7%，青海、新疆维吾尔自治区、西藏自治区等西部地区的乙肝疫苗全程接种率仅为 2%~10%；尽管近些年来我国儿童乙肝疫苗接种率逐年提高，但西部地区乙肝疫苗的接种率也只有 78.81%。说明还有相当一部分 15 岁以下儿童没有接种过乙肝疫苗。另外，一些儿童接种乙肝疫苗后应答较差，有部分儿童随年龄增长抗体消失，这些儿童仍是乙肝病毒的易感人群。因此，我国政府从 2009 年起用了 3 年时间，在全国对 15 岁以下儿童，尤其是没有享受到国家免费接种的儿童开展乙肝疫苗的查漏补种工作，以进一步降低乙肝病毒携带率和发病率，保护更多儿童免受乙肝病毒的侵袭。

18 抗 –HBc 单项阳性可以接种乙肝疫苗吗？

感染了乙肝病毒后，经过 1~2 个月的潜伏期，开始出现症状。在潜伏期末血中就能依次检测到乙肝病毒表面抗原（HBsAg）和 e 抗原（HBeAg）了，随之出现核心抗体（抗 –HBc）。首先出现的核心抗体是 IgM，很快又出现了 IgG，因此在刚刚出现症状的急性感染期血中检测到的是乙肝病毒表面抗原、e 抗原和核心抗体（IgM+IgG）。在恢复期，e 抗原首先消失，然后是 HBsAg 和核心抗体 IgM，在 HBsAg 消失后，经过 1~2 周的"窗口期"，抗 –HBs 才逐渐出现，而核心抗体 IgG 能够在血中存在很长时间。几乎 100% 的人感染乙肝病毒后都会产生乙肝病毒核心抗体（抗 –HBc），而抗 –HBs 和抗 –HBe 阳性者只有 80%~90% 和 70%~80%（图 5–7）。因此，我们经常可以看到感染者血清乙肝病毒两对半指标中只有抗 –HBc 阳性，其他四项均为阴性。这也是既往感染过乙肝病毒的标志。

这种抗 –HBc 单项阳性者有三种情况：一种是急性乙肝的恢复期，在 HBsAg 消失后，抗 –HBs 还没有出现的"窗口期"。这种情况一般持续时间不长，经过一段时间后就会主动产生表面抗体，不用注射疫苗。第二种是既往感染乙肝病毒，没有产生表面抗体和 e 抗原，仅产生了抗 –HBc 一种抗体。这种情况由于体内没有保护性的表面抗体，还是可以注射乙肝疫苗，使其产生保护性抗体的。第三种情况是一种变异的乙肝病毒感染，只有抗 –HBc 阳性，e 抗原和表面抗原均阴性，但血中可以检测出 HBV DNA，这在我国的《慢性乙型肝炎防治指南》中被称为"隐匿性肝炎"，这种情况是极少见到的，一般注射乙肝疫苗后也不会产生抗体。

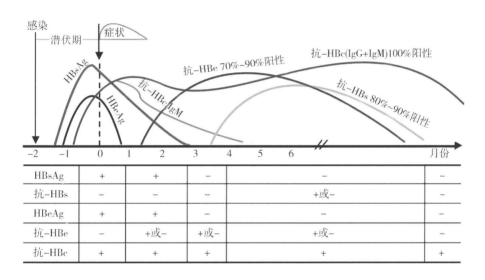

	−2		0	1	2	3	4	5	6	
HBsAg	+		+				+或−			−
抗−HBs	−		−				+或−			−
HBeAg	+		+				−			
抗−HBe	−		+或−		+或−		+或−			
抗−HBc	+		+		+		+			+

图 5-7　乙肝病毒急性感染后乙肝病毒血清学指标的变化曲线

19 宝宝出现黄疸或肝功能异常就是乙肝母婴阻断失败吗?

大家都知道得了肝炎会出现肝功能异常，严重者会发生黄疸。所以，一些妈妈一看到宝宝脸色发黄，就认为是孩子得了乙肝；带着宝宝到医院检查发现肝功能异常，就以为乙肝母婴阻断失败。其实，新生儿出现黄疸是很正常的，肝功能异常的原因也很多。若是乙肝母婴阻断失败，幼年时的乙肝感染是无症状的，大多在乙肝病毒感染自然史的第一期（免疫耐受期），一般不会出现黄疸和肝功能异常。

新生儿出现黄疸被称为"新生儿黄疸"，是宝宝刚出生时常见的胆红素代谢异常。大约50%~60%的足月儿和80%的早产儿在出生后会出现黄疸。足月儿一般在出生后2~3天出现黄疸，4~5天达高峰，5~7天消退，一般最迟不超过2周；早产儿黄疸的持续时间略长，一般不超过3~4周。宝宝除有轻微食欲不振外，无其他临床症状，血清胆红素升高一般小于85μmol/L（5mg/dl）。这种情况被医生称为"生理性黄疸"，不是宝宝得了肝炎，也不用治疗。如果宝宝出生后24小时之内就出现黄疸，黄疸不断加深，而且持续时间过长，则可能是"病理性黄疸"或者是新生儿溶血症。黄疸过深则可能影响婴儿的中枢神经系统，诱发胆红素脑病，应该及时到医院就诊。

新生儿肝功能异常的原因很多。首先，出生时新生儿发生窒息或缺氧就会导致ALT和AST升高，一般以AST升高为主。比较严重的新生儿黄疸也会导致ALT和AST异常。

新生儿肝炎的病因最常见的是巨细胞病毒感染，另外还有甲型肝炎病毒、风疹病毒、EB病毒、柯萨奇病毒、单纯疱疹病毒等，这些病毒感染都可侵犯婴儿的肝脏造成婴儿肝功能异常，严重者可发生黄疸。这些病毒感染导致的新生儿肝炎被医生称为"新生儿肝炎综合征"。

母亲妊娠期的情况也会影响到宝宝的肝功能。母亲孕前或孕期发生弓形虫、风疹病毒、巨细胞病毒或单纯疱疹病毒等感染，可引起胎儿的宫内感染，不仅有可能导致新生儿出生缺陷，还可引起"新生儿肝炎综合征"。另外，还有医生观察到，妊娠期患有胆汁淤积症或妊娠高血压综合征的母亲所生的新生儿就会出现肝功能异常。但母亲的乙肝病毒感染对婴儿的肝功能无显著影响。

在少数情况下，一些新生儿遗传性疾病有可能被误诊为肝炎。如：胆道闭锁、肝豆状核变性、线粒体遗传性缺陷等。

综上所述，宝宝出现黄疸或肝功能异常，妈妈不要只想到乙型肝炎，应该仔细观察病情，如果发现宝宝黄疸较深，或发热、不爱吃奶、精神差，应到医院请医生帮助诊断。

20 宝宝母婴阻断失败后还能治疗吗？

极少数乙肝妈妈所生宝宝因为各种原因母婴阻断失败。乙肝妈妈常常非常内疚，悔恨莫及。有些妈妈拼命地买来乙肝免疫球蛋白，多次为宝宝注射；还有些妈妈抱着宝宝到处求医。其实，如果宝宝母婴阻断失败，乙肝病毒已经在宝宝肝细胞内"扎根"，注射再多的乙肝免疫球蛋白也无济于事，反而有可能导致副作用，甚至造成宝宝体内的乙肝病毒发生突变。自幼感染乙肝病毒的宝宝常常处于免疫耐受期，肝功能正常，宝宝也没有临床症状。此时不属于我国的《慢性乙型肝炎防治指南》中推荐的乙肝治疗适应证，如果乱投医、滥用药，不仅不能治好宝宝的乙肝，很有可能导致宝宝体内免疫功能紊乱，造成乙肝发病，或者因药物导致不良反应。

父母要对宝宝的乙肝病毒感染有一个正确的心态。父母对乙肝病毒感染的错误认识不仅对乙肝的治疗无益，而且还会影响孩子的成长。在宝宝逐渐懂事后，他会感受到父母对自己乙肝病毒感染的自责或恐惧心理。笔者常常在门诊遇到一些因母婴传播感染的乙肝患者在母亲的带领下来看病。母亲的忧郁常常也导致孩子性格内向，对乙肝产生过多恐惧。笔者曾遇到过一个比较极端的例子：一位乙肝男孩因母婴传播感染了乙型肝炎。母亲非常内疚，不停地找医生给孩子治病。后来又听说乙肝病毒不能清除是因为机体的免疫系统有缺陷，父亲不惜花高价四处买营养品，希望孩子的免疫力增强，结果造成孩子过于肥胖，形成脂肪肝。孩子上学后，母亲害怕孩子因劳累发"病"，到医院给他开来证明，说是要免体育课和军训课。同学和老师都知道他有"病"，他也觉得自己从小和别人不一样——有"病"。后来，父母又不断地担心他将来的工作问题和结婚生育问题。孩子看到家中父母整天发愁，最终推开窗子，从高高的五楼跳了下去。

乙肝不是一种可怕的疾病。肝功能正常的乙肝病毒感染者可以和正常人一样学习、工作、参加各种活动以及结婚和生育。如果乙肝发病，只要积极治疗，都可以有效地控制乙肝的疾病进展。科学家们还在不断研发新的药物，总有一天人类会找到完全治愈乙肝的方法。而且，有些自幼感染乙肝病毒的宝宝随着年龄增长，免疫系统逐渐发育健全，有可能自发性清除乙肝病毒。因此，如果孩子已经感染了乙肝病毒，确实很不幸。做父母的尽管着急，也不能给孩子造成太大的压力和思想负担，以致带来更多的不幸。父母要帮助孩子正确认识乙肝，给孩子"减负"，别被肝炎病毒吓倒，应和正常人一样生活。

参考文献

[1] 梁晓峰.我国病毒性肝炎流行特征及对策.临床肝胆病杂志，2010，26（6）：561-564.

[2] 刘振玲.乙型肝炎病毒标志物实验室检测的研究进展.医学理论与实践，2011，24（8）：893-895.

[3] 合并基础病女性的避孕方式选择——WHO最新版避孕方法选用的医学标准摘编.中国医学论坛报，A9版，2011年9月22日.

[4] 叶志海，肖小敏.监测妊娠中晚期孕妇血清甲胎蛋白水平的临床意义.新医学，2004，35（10）：616-618.

[5] Tan HH, Lui HF, Chow WC.Chronic hepatitis B virus（HBV）infection in pregnancy.Hepatol Int, 2008, 2（3）：370-375.

[6] 周玉华.妊娠合并乙型肝炎病毒感染对妊娠结局的影响.海南医学，2012，23（1）：40-41.

[7] 董其音，周晔.妊娠合并乙型肝炎病毒感染孕妇妊娠结局分析.中国妇幼保健，2011，26（26）：4032-4033.

[8] 卫金线.妊娠合并乙型肝炎病毒感染对妊娠结局的影响.中国卫生产业，2011（14）：92.

[9] 徐惠琴.230例妊娠合并乙型肝炎病毒感染的妊娠结局.医学理论与实践，2008，21（10）：1197-1198.

[10] 袁丽芳.妊娠合并乙型肝炎病毒感染对妊娠结局的影响.海南医学，2007，18（1）：96-97.

[11] 刘文琼.妊娠合并乙型肝炎病毒感染临床分析.重庆医学，

2006，35（11）：1005-1006，1009.

[12] 温庆辉，哈明昊，黎凤英，等．妊娠合并慢性乙型肝炎患者的相关血液指标变化及临床意义．国际检验医学杂志，2011，32（10）：1067-1068.

[13] 蒋云山．妊娠合并病毒性乙型肝炎肝功能指标变化与母儿结局相关性的临床研究．中南大学 2009 年学术论文．

[14] Correa-Villasenor A, Cragan J, Kucik J, O' Leary L, Siffel C, Williams L.The Metropolitan Atlanta Congenital Defects Program：35 years of birth defects surveillance at the Centers for Disease Control and Prevention.Birth Defects Res A Clin Mol Teratol, 2003, 67（9）：617-624.

[15] Correa A, Cragan JD, Kucik JE, et al.Metropolitan Atlanta Congenital Defects Program 40th Anniversary Edition Surveillance Report：Reporting birth defects surveillance data 1968-2003.Birth Defects Res A Clin Mol Teratol, 2007, 79（2）：65-186.Erratum：2008, 82:41-62.

[16] 卫生部．中国出生缺陷防治报告（2012）.2012-9-12.http://www.gov.cn/gzdt/2012-09/12/content_2223371.htm.

[17] Antiretroviral Pregnancy Registry Steering Committee.Antiretroviral Pregnancy Registry International Interim Report for 1 January 1989 through 31 January 2010.http://www.apregistry.com/forms/interim_report.pdf.

[18] 陈红，李小鸥，雷艳喆．阻断乙型肝炎病毒父婴传播的研究．中国优生与遗传杂志，2009，17（2）：80-81，120.

[19] 张平，陆伟，孙茜，等.阻断乙型肝炎病毒父婴传播的临床研究.中华传染病杂志，2010，28（11）：688-689.

[20] Ayoola EA, Johnson AO.Hepatitis B vaccine in pregnancy：immunogenicity, safety and transfer of antibodies to infants.Int J Gynaecol Obstet, 1987, 25（4）：297-301.

[21] Gupta I, Ratho RK.Immunogenicity and safety of two schedules of Hepatitis B vaccination during pregnancy.J Obstet Gynaecol Res, 2003, 29（2）：84-86.

[22] Davison F, Alexander GJ, Trowbridge R, Fagan EA, Williams R.Detection of hepatitis B virus DNA in spermatozoa, urine, saliva and leucocytes, of chronic HBsAg carriers.A lack of relationship with serum markers of replication.J Hepatol, 1987, 4（1）：37-44.

[23] Cai QX, Zhu YY.Is hepatitis B virus transmitted via the male germ line? A seroepidemiological study in fetuses.Int J Infect Dis, 2013, 17（1）：e54-58.

[24] Levy M, Koren G.Hepatitis B vaccine in pregnancy：maternal and fetal safety.Am J Perinatol, 1991, 8（3）：227-232.

[25] Sheffield JS, Hickman A, Tang J, et al.Efficacy of an accelerated hepatitis B vaccination program during pregnancy.Obstet Gynecol, 2011, 117（5）：1130-1135.

[26] Tran TT.Management of hepatitis B in pregnancy：weighing the options.Cleve Clin J Med.2009, 76 Suppl 3：S25-29.

[27] WHO.Hepatitis B vaccines：WHO position paper.Weekly

Epidemiological Record. 2009, 40 : 405-420.

[28] 徐莉洁，赵明玉.乙肝疫苗致早期妊娠流产 4 例.现代妇产科进展，1996, 5（4）：356.

[29] Pecou S, Moinard N, Walschaerts M, Pasquier C, Daudin M, Bujan L.Ribavirin and pegylated interferon treatment for hepatitis C was associated not only with semen alterations but also with sperm deoxyribonucleic acid fragmentation in humans.Fertil Steril, 2009, 91（3）：933.e17-22.

[30] Fontana RJ.Side effects of long-term oral antiviral therapy for hepatitis B.Hepatology, 2009, 49（5 Suppl）：S185-195.

[31] Avila C LR,Bao W.CK elevation during chronic hepatitis B（CHB）treatment with telbivudine : experience from the combined GLOBE（NV-02B-007/CLDT600A2302）and NV-02B-015（015）study clinical safety database.Poster #PE 140 Presented at The 19th Asian Pacific Association for the Study of the Liver（APASL）; 13 - 16 February, 2009, Hong Kong.

[32] 黄芳华.ICH 遗传毒性标准试验组合的最新要求——ICHS2（R1）人用药物遗传毒性试验和结果分析指导原则介绍（一）.药物评价研究，2009, 32（1）：10-12.

[33] 黄芳华.ICH 遗传毒性结果评价和追加试验策略指导原则介绍——ICHS2（R1）人用药物遗传毒性试验和结果分析指导原则介绍（二）.药物评价研究，2009, 32（2）：81-83.

[34] Hoffman JI, Kaplan S.The incidence of congenital heart disease.J Am Coll Cardiol, 2002, 39（12）：1890-1900.

[35] 张文泉，牛丽君，李贵双.我国常见先天性心脏病的介入治疗现状.新医学，2010, 41（8）: 491-494, 525.

[36] Zhou XP, Hu XL, Zhu YM, Qu F, Sun SJ, Qian YL.Comparison of semen quality and outcome of assisted reproductive techniques in Chinese men with and without hepatitis B.Asian J Androl, 2011, 13（3）: 465-469.

[37] Oger P, Yazbeck C, Gervais A, et al.Adverse effects of hepatitis B virus on sperm motility and fertilization ability during IVF.Reprod Biomed Online, 2011, 23（2）: 207-212.

[38] 倪丽莉.乙肝病毒携带者体外受精结局及母子健康状况分析.浙江大学 2009 年学术论文.

[39] Lutgens SP, Nelissen EC, van LIH, Koek GH, Derhaag JG, Dunselman GA.To do or not to do : IVF and ICSI in chronic hepatitis B virus carriers.Hum Reprod, 2009, 24（11）: 2676-2678.

[40] Cobo A, Bellver J, de los Santos MJ, Remohi J.Viral screening of spent culture media and liquid nitrogen samples of oocytes and embryos from hepatitis B, hepatitis C, and human immunodeficiency virus chronically infected women undergoing in vitro fertilization cycles.Fertil Steril, 2012, 97（1）: 74-78.

[41] WHO.Hepatitis B.World Health Organization Fact Sheet 204 dex.（Revised October 2000）.WHO Web site .http://www.who.int/ mediacentre/ factsheets/fs204/en/ in html.

[42] WHO.Hepatitis B（World Health Organization Fact Sheet 204 dex）.2012-07, WHO Web site.http://www.who.int/mediacentre/

factsheets/fs204/en/index.html.

[43] 罗耀星.免疫预防与疾病控制.广州:广东科学技术出版社,2004.

[44] 2006 年~2010 年全国乙型病毒性肝炎防治规划.中国实用乡村医生杂志,2006,13(8):1-4.

[45] 贾继东,李兰娟.慢性乙型肝炎防治指南(2010 年版).中国预防医学杂志,2011,12(1):1-15.

[46] 廖雪雁,庄辉.乙肝疫苗接种前不筛查是安全的.中国预防医学杂志,2010,11(10):973-974.

[47] 李雅娟,庄辉.乙肝疫苗的不良反应.传染病信息,2007,20(1):36-37,41.

[48] Zanetti AR, Mariano A, Romano L, et al.Long-term immunogenicity of hepatitis B vaccination and policy for booster:an Italian multicentre study.Lancet,2005,366(9494):1379-1384.

[49] 白淑芬,杨立新,吴岷岷,等.乙型肝炎病毒感染孕妇及其新生儿血清乙肝病毒标志物表现模式分析.中华实用诊断与治疗杂志,2011,25(9):932-933.

[50] 肖小敏,郦爱贞,刘东洋,等.新生儿乙型肝炎病毒血清标志物检测及其转归.中国实用儿科杂志,2009,24(1):31-33.

[51] 朱启镕.第二届阻断 HBV 母婴传播和乙肝疫苗与临床应用学术会议纪要.中华传染病杂志,2002,20(4):295-260.

[52] 骆抗先.乙型肝炎基础和临床.2 版.北京:人民卫生出版社,2001.

后 记

我在传染病医院（也就是现在的北京地坛医院）工作了30多年。前10多年主要治疗细菌性痢疾、伤寒、麻疹、流行性脑脊髓膜炎、流行性乙型脑炎、百日咳等，近10多年来主要治疗病毒性肝炎，并且主要从事拉米夫定、阿德福韦酯、恩替卡韦和替比夫定这些新药治疗乙肝的研究。

在和这些乙肝病毒感染者及患者的接触中，我深深地体会到他们在结婚、生育中所遇到的困难。于是，我与我们医院妇产科刘敏和易为两位医生合作，开始专门研究乙肝患者的结婚、生育以及在婚育期乙肝的治疗问题。经过几年的研究，我积累了许多临床经验，使许多乙肝病毒感染者成功生育，还有许多正在治疗的乙肝患者，在我的指导下生出了健康的"拉米宝宝""替比宝宝"和"替诺宝宝"，并在国内外发表了我们的研究成果。

另外，从2001年以来，我建立了网站，后来又开了博客和微博，每天都通过电子邮箱为患者答疑。通过门诊与患者交流和这些书信往来，我积累了许多乙肝青年结婚、生育中的问题，有些已经陆续写成文章在我的博客或报纸、期刊上发表。

但乙肝妈妈和爸爸的问题还很多，每天我都能收到大量的信件，于是我编写了这本书。在这本书的编写过程中，北京地坛医院妇产科的刘敏和易为两位医生给了我很多的帮助并成为本书的共同编者。另外，首都医科大学附属北京妇产医院的游川医生也对本书进行了仔细的审读，并给予了高度的评价。因此，我相信本书肯定会受到乙肝青年及他们的父母和亲属的欢迎。

可能这本书中还有一些问题没有解决，我会在以后的工作中继续研究，继续在网上回答乙肝青年和他们的家人提出的各种问题，使乙肝病毒感染者都能和正常人一样结婚、生育，并使他们的宝宝远离乙肝，这是我们共同的期望。

蔡晧东

2016 年 8 月